運命のパートナー《ソウルパートナー》を引き寄せる

愛されヨガ

皇村祐己子 皇村昌季

東洋出版

愛、それは
ただ互いに見つめ合うことではなく
二人が同じ方向を見つめることである

— アントワーヌ・ド・サン=テグジュペリ —

Aimer,
ce n'est pas se regarder l'un l'autre,
c'est regarder ensemble dans la même direction.

— Antoine de Saint-Exupéry —

Introduction

ヨガで運命のソウルパートナーを引き寄せる！

あなたはどんな気持ちでこの本を手に取ってくださったでしょうか？

・恋人ができたらいいな
・そろそろ結婚したいな
・いつもダメんずばっかりひっかかるんだけど……
・ヨガで運命のパートナーって、いったいなんなの？
・シングルマザーだけど、まだチャンスはあるかな？
・最近旦那と倦怠期なのよね……
・あの子から彼を奪いたい！

・彼にいつか嫌われるんじゃないかと不安……

などなど……。いろいろな気持ちで読んでくださっていると思いますが、これからパートナーと出逢いたい人も、いまのパートナーとなんとかうまくいきたい！　と思っている人も、みなさん、恋愛や結婚において悩みなく、いつもラブラブハッピーな、愛し愛される人生を送りたいと思っているのではないでしょうか。

でも安心してください！　どんな悩みも大丈夫。これからお伝えする「愛されヨガ」をすると、あなたは大好きな人とどんどん幸せになれてしまいます。いま、パートナーとうまくいっていない人も、再びラブラブを取り戻せることうけあいです！

「ヨガにそんな力があるの？」と不思議に思っている人がきっとほとんどですよね。私たちは、どんな人にも〝愛し愛される〟運命のパートナーがいると思っています。そのお相手を私たちは、ソウルパートナーと呼んでいます。

ヨガをすると「スタイルアップしてキレイになるからかしら？」「お肌の調子がよくなって自信がつくのかな？」……。こういった意見も多いかもしれません。どちらもヨガのうれしい効果で正解です。でも、真のソウルパートナーは、あなたの外見に引き寄せられるのではありません。あなたが持つピュアなハートのエネルギーと共鳴する人。その人こそが、ソウルパートナーなのです。

ソウルパートナーに出逢うと、あなたの人生はいままで以上に彩《いろどり》豊かなものになります。様々な体験を通して、喜んだり、笑ったり、時に困難にぶつかりながらも、共に乗り越え、互いを認め合い、〝自分らしく生きる幸せ〟を感じられる道へと人生が進んでいくのです。

もちろんソウルパートナーに出逢わなければ、人生が成り立たないわけでも、幸せになれないわけでもありません。でも、人生をより味わい深く、充実感にあふれた最高のものにしたいのなら、ソウルパートナーと一緒のほうが絶対いい。それは私たち夫婦が実感していることなのです。

「えー！　もう結婚しています。旦那がソウルパートナーとは思えません！」という人も出てきそうです。それでも大丈夫。

愛されヨガをすると、まず変わるのは、あなた自身です。あなたがもしいま、結婚生活や恋愛において苦しい思いをしているのであれば、それは心と身体がとーっても緊張しているからです。自分ではなかなか気づけないでしょうが、その緊張は、あなたの心の奥深くにあるピュアなエネルギーを封じ込めてしまうのです。

ガチガチの心と身体で目の前のパートナーに接していても、なかなかうまくいきません。相手からの愛情を感じにくくなってしまったりもします。

でも、正しくヨガをすると、あなたの心や体はほわほわに溶けて、本当の輝きがあふれだします！　いまのパートナーがやっぱりソウルパートナーだと確証することになるかもしれませんし、もしかしてもしかすると、いまのパートナーとお別れ、なんてこともあるかもしれません。でもその後は、お互いにとって最善最高の方向に進むだけ。それがヨガが教えてくれる本当の愛の道なんですね。

ソウルパートナーとソウルメイトの違いって？

「ソウルパートナー」という言葉、「ソウルメイト」と違うの？　と思っている人もいるでしょう。先に説明しておきましょうね。

一般的にソウルメイトという言葉は、相思相愛の相手、お互いに特別なつながりを感じる大切な友だち、深い縁で結ばれた人に対して使われます。

「心の友」「運命の人」「魂の伴侶」などを意味しますが、恋愛関係だけで友人には使わない場合もあれば、気の合う仲間や大親友をそう呼ぶ場合もあります。人によって、あるいは国や文化によっても解釈が違うのです。

私たちは、**お互いの魂を成長させる相手をソウルメイト、そして、ソウルメイトを超えた本当に特別な存在、人生で運命的に出逢う人のことを「ソウルパートナー」と呼んでいるのです。**

ソウルパートナーは、その人と出逢ったことで、

- **あらゆる物事が好転していく**
- **互いに眠っていた才能が開花する**
- **安心して、自分らしくいられる**

この3つが外せないポイントです。他にも、その人と出逢ったことで、「いままでとはまったく違う人生を歩むことになった」など、運命が大展開していきます。

私たち夫婦のヨガ教室でも、ヨガを始めてから運命の巡り逢わせがあった人を、いままでたくさん見てきましたが、ソウルパートナーに出逢うということは、可能性の扉を開く鍵を手にしたようなもの！　開かずの扉が次々に開いて、驚くほどのスピードで違うステージに運ばれてしまうのです。

ヨガをすると、本当に必要な人がわかる！

そんな不思議な愛されヨガって、どんなものか気になりますよね。私たちがお伝えしているヒマラヤの伝統ヨガは、ラージャヨガといいます。ヨガの王道とも言われ、今日、エクササイズ的に行われているヨガも大元をたどると、このラージャヨガにいきつくのです。

伝統ヨガの世界で、真の柔軟性とは、穏やかで適応力のある心を持つことです。

ハートをオープンにし、あるがままを受け入れ、どんなことがあっても静けさを失わない心を養うこと。それこそがヨガの本質であり、核心です。ちょっとややこしいですね。いつもごきげんでハッピーな心でいられると覚えていただければＯＫ！

そして、身体の柔軟性は二の次、三の次。私たちの教室では、むしろ関係ないと言い切っています。ヨガでポーズをとりながら身体を動かすことの目的は、ポーズをとることではないのです。

ゆっくりと、無理なくヨガをしていると、あなたの心はふわ～っとやわらかくなり、よけいな感情にとらわれなくなってきます。いつも大安心の中に包まれている感覚です。すると、あなたのハートはピュアなエネルギーでいっぱいになって、その純粋な魂がソウルパートナーを引き寄せはじめるのです。

「ピュアだなんて、そんな神様か天使か、仙人みたいになれるわけないじゃない！」と思う人もいるかもしれませんよね。

でも、愛されヨガをしていくと、いままでこだわっていたことが、「どうでもいいかも」と思う瞬間が必ずやってきます。これは、後ろ向きな諦めではありません。

恋人へのＬＩＮＥが既読スルーされてやきもきすることもなければ、周りの友達が次々に結婚して取り残された気持ちになることもない。パートナーが突然別れてほしいと言ってきたとしても、「ＯＫ！　バイバ〜イ！」とあっさり前を向けるようになるのです。決して大げさに言っているのではありません。

「いままでなんでそんなことに気を取られていたのか」「なんであんな男にしがみついていたのか」と自分で自分を不思議に思ってしまうかもしれません。

日々ヨガで自分を浄化していると、積もりに積もった思い込みや周りの期待、常識といった制限から解き放たれ、自分の本当の望み、本当の幸せ、本当に必要なことに気づきはじめます。そしてついに「ザ・ソウルパートナー」に巡り逢うのです!!

愛されヨガでセルフイメージを書き換える！

今回お伝えする愛されヨガは、昨年、出版させていただいた『引き寄せヨガ』の姉妹版です。

『引き寄せヨガ』を発売以来、ありがたいことに本を読んで教室にいらしてくださる方がたくさん増えましたが、私たちが夫婦でヨガの智慧をお伝えしていることもあってか、恋愛やパートナーとの関係を相談されることが非常に多くなりました。それが、今回「愛されヨガ」を書いた理由です。

何しろ「愛」にぐーっとフォーカスしていますから、愛情の関係するすべてのこと、恋愛、結婚、パートナーシップ、親子関係、人間関係には俄然力を発揮してくれるでしょう。


愛されヨガの特徴は、身体を使ったセルフイメージの書き換えです。

愛情の絡んだ悩みや問題の根本には、「自分をどう思っているか」というセルフイメージが大きく関係しています。自分を嫌ったまま、いくらアファメーションをしたり、イメージングで理想のパートナーを思い浮かべたりしても、残念ですが理想の相手はやってきません。それどころか、自分の嫌いな部分を同じように持っている相手を引き寄せてしまう可能性大！　引き寄せの法則では、あなたのエネルギーの状態が現実を引き寄せてしまうからです。

愛されヨガは、あなたのエネルギーを愛されモードに変えてしまいます。

赤ちゃんを見ると、そのやわらかくてあたたかな光のようなオーラを感じて、みんなたちまち魅了されてしまいますよね。それは、赤ちゃんが生まれたてのピュアなエネルギーそのものだからです。そして誰しも、純真無垢な赤ちゃんの時代があり、その人だけの唯一無二の魅力を持っているのです。あなたの中には、手つかずのまま秘められたダイアモンドがまだ磨かれずに潜んでいるんですよ！　それらを輝かせるのが愛されヨガなのです！


私たちの教室の特徴でもありますが、はじめは奥さまだけが通っていて、しばらくするとご主人を連れて参加する人も少なくありません。ヨガでは、家庭が天国になるのも地獄になるのも、夫婦の心の在り方次第と考えます。つまり、ふたりの心がいつも健やかで、お互いに思いやる優しいエネルギーに満ちていれば、家庭円満間違いなしですよね。

ですから、夫婦でヨガをすれば効果倍増なのですが、世の中を見渡すと、率先してヨガを実践してくれるパートナーばかりではないのが現状のようです。でも大丈夫。相手を変えようとしなくても、自分が整えば自然に周りも変わりはじめます。

あなたの心の在り方が変わると、パートナーも、お子さんも、家族全員が変わるのです。その醍醐味も、愛されヨガで味わっていただければなと思っています。

ソウルパートナーはあなたが整ったときにやってくる

「このまま一生独りでいるのかと思うと不安です」

「この年齢でソウルパートナーに出逢うなんてこと、信じられません」

「子持ちで特にとりえのない私にも、ソウルパートナーはいるのでしょうか？」

こんな不安を抱えている人も多いようです。「自分を愛してくれる人に一生出逢えないかもしれない」という不安は、心にたまったゴミが発するホコリのようなもの。愛されヨガを続けていると、あなたの心は山上の湖水のようにクリアになって、いつも快適な心地よさを保てるようになります。

年齢も離婚歴も、子持ちかどうかも関係ありません。それらはすべて運命の出逢いに必要な準備段階です。ソウルパートナーは、あなたの準備が整ったときに最高のタイミングでやってくるのです。

実際、私たちの教室には、40代、50代、それ以上で素敵な出逢いを経験している方がたくさんいます。

たとえいま恋に破れて、恋愛なんか二度とできないと傷ついてしまっているとしても、愛されヨガの優しい波動で自分を思いっきり包み込んじゃいましょう！　きっと再び人を愛する喜びを取り戻すことができます。

難しいことはひとつもありません。ヨガがまったくの初心者でも大丈夫。さあ、ヨガの智慧に導かれ、しなやかな身体とやわらかな心で、愛にあふれた人生をいまこの瞬間から歩みはじめましょう。

もくじ

後編　愛され体質になる ヨガ的 愛のレッスン 心がけ&行動

スペシャルふろく　その1

もっと愛し愛される ヨガの呼吸&瞑想プログラム

スペシャルふろく　その2
ビューティープログラム

How To Use

おすすめの本書の使い方

本書は大きく、前編、後編に分かれています。愛されヨガ（前編）＋ヨガ的愛のレッスン（後編）でソウルパートナーを引き寄せるお手伝いをします。身体からと脳からの刺激で、あなたは自分自身を愛《いと》おしく感じ、自然と愛し愛される自分になっていくことでしょう！

①愛されヨガを行う（P24〜45）

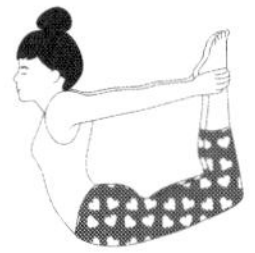

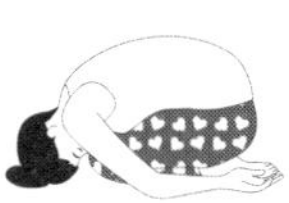

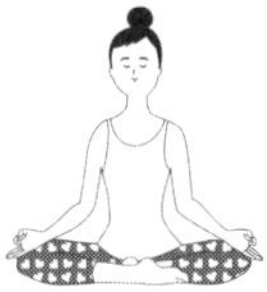

②ヨガ的愛のレッスンを読む（あなたを揺るがない幸福に導く心がけです。できることから始めてみましょう。日常で迷いが出たときに、読み返してもいいですね）

＋アルファ

引き寄せを加速させたい人、もっと自分の魅力を高めたい人へ

・ゆっくりと何度も繰り返し読みましょう。
・自分の気持ちを書き出して整理するなど、本書に書かれていることを実践しましょう。
・スペシャルふろくの呼吸法や瞑想を行いましょう。
・ビューティープログラムをするとより自信が高まるでしょう。

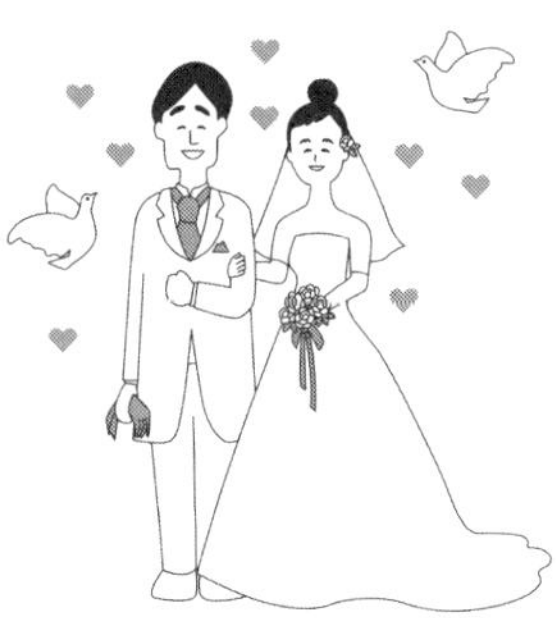

注意☆どれも楽しんで行うことがポイントです。しなければいけない、ものではありません。自分の気になるところから始めましょう。

Part One
前編

愛されヨガでソウルパートナーを引き寄せる

実践 & 解説

Basic

愛されヨガ 基本の流れ

○**概要**○緊張のポーズとゆるめるポーズを繰り返すことが、愛されヨガの肝です。ふか〜くリラックスをすると、心がふわ〜っと溶けて、なんとも気持ちよくなってきます。潜在意識がぽっかり口を開けた状態です。最後に愛の3分間呼吸をして、自分の内側を愛のエネルギーで満たし、願い事を届けます。繰り返すことで、いつのまにかセルフイメージが書き換えられ、愛し愛される自分になります。

\ Start /

1 シャヴァ・アーサナ

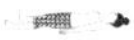

（自然呼吸で力を抜く）

2 小舟のポーズ

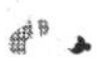

（軽く引っぱって5呼吸）
※子宮の中で羊水に浮かぶ小舟になったイメージ

3 シャヴァ・アーサナ

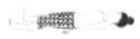

（自然呼吸でお休み）

4 宇宙のポーズ

（仰向けひねりで5呼吸・左右）
※宇宙のエネルギーを全身でキャッチするイメージ
←ゆっくり上体を起こす

5 休めの杖のポーズ

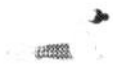

（自然呼吸でお休み）

＼ Goal ／

6 マハームドラー

（しばらく息を止める・左右）
肛門括約筋をしめる&あごを引いて喉をしめる
※第1チャクラから愛のエネルギーが目覚めるイメージ

7 安楽座のポーズ

←ゆっくりと四つん這いになる
（自然呼吸でお休み）

8 ウサギのポーズ

（腕をしぼり上げて5呼吸）
※月に願いが届くイメージ

9 正座のポーズ

（自然呼吸でお休み）

10 月の呼吸法

（3ラウンド）
※月のエネルギーで全身が満たされるイメージ

11 月のポーズ

（自然呼吸でお休み）
←ゆっくりとうつ伏せになる

12 弓のポーズ

（全身を反らせて5呼吸）
※理想のパートナーを射止めるイメージ

13 ワニのポーズ

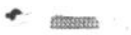

（自然呼吸でお休み）
←ゆっくりと床の上に座る

14 愛の3分間呼吸

ゆるんだ身体と心に願望を届けます！

Let's Start

実践 愛されヨガ

さあ、準備

服装 締めつけのない、リラックスした服装で行いましょう。

場所 できるだけ静かな場所を確保しましょう。寒すぎず暑すぎず、自分が快適と思える室温で。ヨガマットやバスタオルを敷いてください。音楽などは消しましょう。

時間帯 自分がやりたいと思うときでかまいませんが、一番のおすすめは、寝る前です。深くリラックスできて、潜在意識にも願望が届きやすくなります。良質な睡眠も確保できるでしょう。

☆ すべての動作は目を閉じて、ゆっくりと行います。
☆ 痛気持ちいい一歩手前の力加減が適当です。
☆ 呼吸は鼻で行います。「吐いて、吸う」で1回です。
☆ 意識は自分の内側に向けて、どんな感覚があるか観察しながら行いましょう。

Pose 1

リラックス

シャヴァ・アーサナ

（自然呼吸で力を抜く）

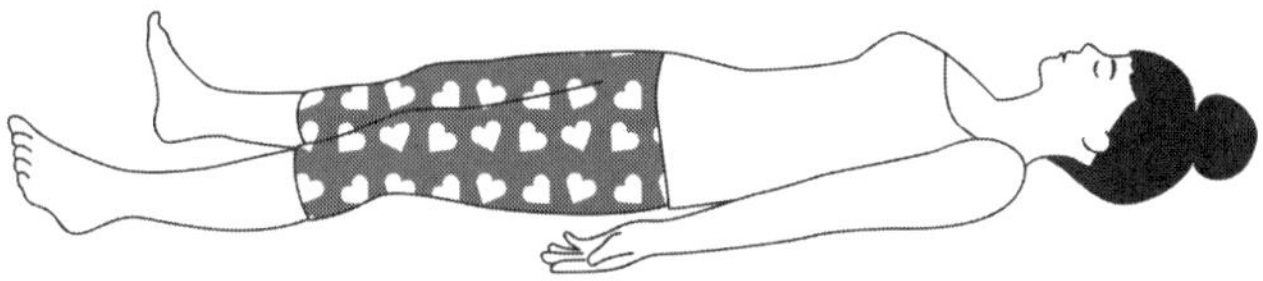

ゆっくりと仰向けで横になります。両腕は身体から少しはなして両足を肩幅くらいに広げましょう。手のひらを上に向けて、目を閉じ、全身の力を抜いて完全に脱力します。鼻で自然に呼吸しながら、自分の身体の状態をよく意識して感じます。

Pose 2

緊張

小舟のポーズ

床の上に両ひざを立てます。

次にゆっくりと息を吸いながら両ひざを胸に引きつけ、両脚を両腕で抱え込みます。

そのまま両腕で両脚を軽く引っぱりながら鼻で5呼吸。姿勢をキープしている間、身体が緊張しているのを感じます。

5回目の息を吐いたら、次の息を吸うと同時に両腕を解放して力を抜き、息を吐きながらゆっくりと手足を床に戻して脱力します。

※子宮の中で羊水に浮かぶ小舟になったイメージで行いましょう。

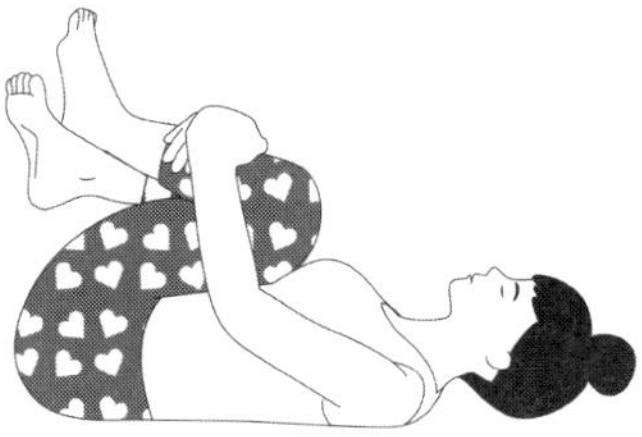

Pose 3

リラックス

シャヴァ・アーサナ

（Pose 1と同じ・自然呼吸でお休み）

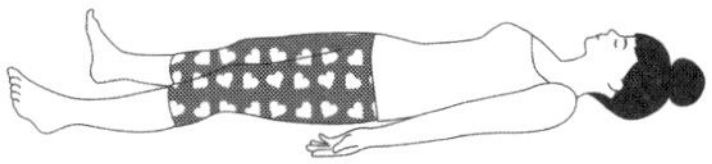

身体がリラックス
しているのを感じます。

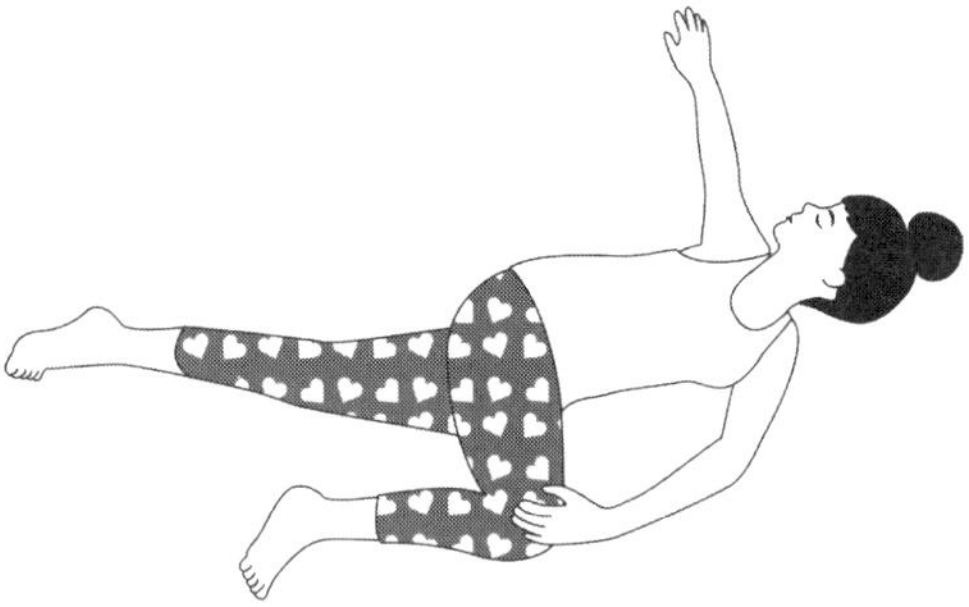

Pose 4

緊張

宇宙のポーズ

両脚をそろえ両腕を身体の横につけたら、鼻から息を吐きます。

鼻から息を吸いながら、ゆっくりと右ひざを立て、同時に両腕を左右に開いて手のひらを床につけます。次に息を吐きながら、立てた右ひざを左手で左側の床に向かってゆっくりと引き倒し、頭を右に向けます。

左手で右ひざを軽く床に押しつけるようにしながら鼻で5呼吸。姿勢をキープしている間、身体が緊張しているのを感じます。

5回目の息を吐いたら、次の息を吸うと同時に左手をはなして正面に向き直り力を抜きます。息を吐きながらゆっくりと手足を床に戻して脱力します。

反対の足も同様に繰り返します。

※宇宙のエネルギーを全身でキャッチするイメージで行いましょう。

⇐左右が済んだら、ゆっくり上体を起こす。

Pose

5

ゆるめる

休めの杖のポーズ

（自然呼吸でお休み）

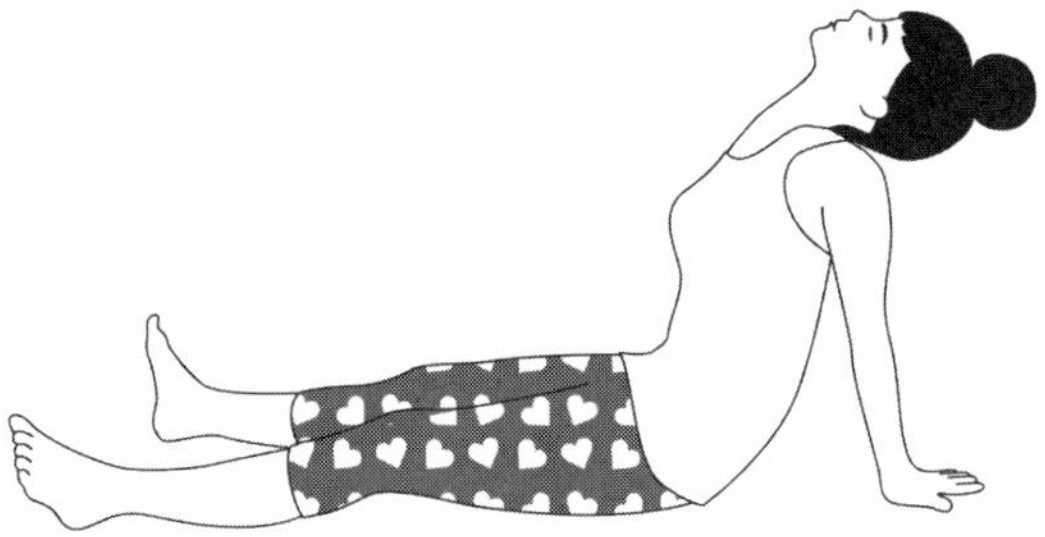

両足は肩幅ぐらいに広げて伸ばし、指を身体の後ろ方向に向け、両手のひらをお尻よりも後ろの床につきます。両腕で軽く体重を支えた状態で床に座ります。首を後ろに倒して顔を天井に向け、目を閉じます。

両腕以外の全身の力を抜いて脱力し、鼻で自然に呼吸しながら、自分の身体の状態をよく意識して感じます。

両脚を伸ばして床の上に座ります。左ひざを曲げて左足の踵を股関節に引きつけて、会陰部（第１チャクラ、Ｐ１４９）にあてます。

鼻から息を吐きながら身体を右脚の方向に前屈させ、右手の人差し指と中指で右足の親指をひっかけるようにつかみ、左手を添えます。

次に大きく息を吸いながら、お腹、胸、頭の順番に上体を引き上げ、肩を下げて息を止めます。

息を止めたままあごを引いて喉をしめ（ジャランダラ・バンダ）、肛門括約筋をしめます（ムーラ・バンダ）。そのまま、この姿勢を保ちます。姿勢をキープしている間、身体が緊張しているのを感じます。

しばらく息を止めたら頭を上げて息を吐き、力を抜きます。反対の足も同様に繰り返します。

※第１チャクラから愛のエネルギーが目覚めるイメージで行いましょう。

Pose 6

緊張

マハームドラー

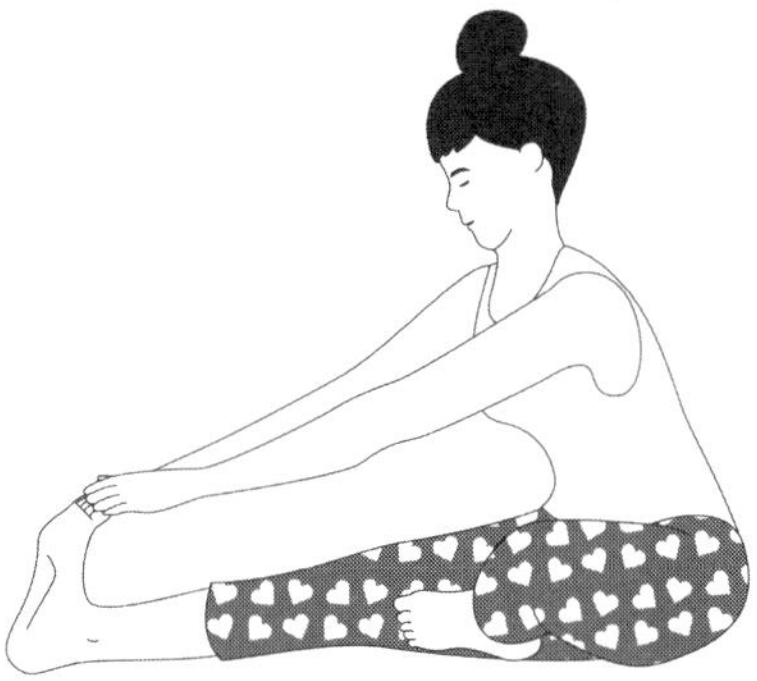

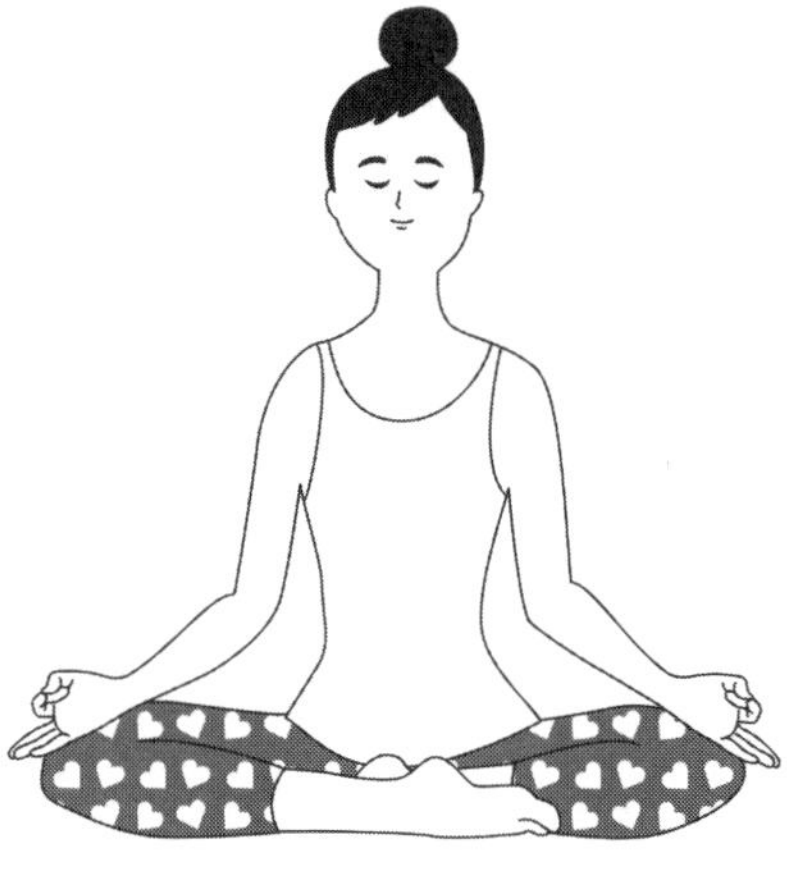

Pose

7

ゆるめる

安楽座のポーズ

（自然呼吸でお休み）

床の上に座り、片方の踵を股関節に引きつけ、さらにもう片方の踵も引きつけます。両手はひざの上に置いて手のひらを上に向け、親指と人差し指で輪をつくり、その他の指は自然に開いておきます。目を閉じて鼻で自然に呼吸しながら、身体がリラックスしているのを感じます。呼吸法や瞑想でも使えるポーズです。

⇐ゆっくりと四つん這いになる

Pose
8

緊張

ウサギのポーズ

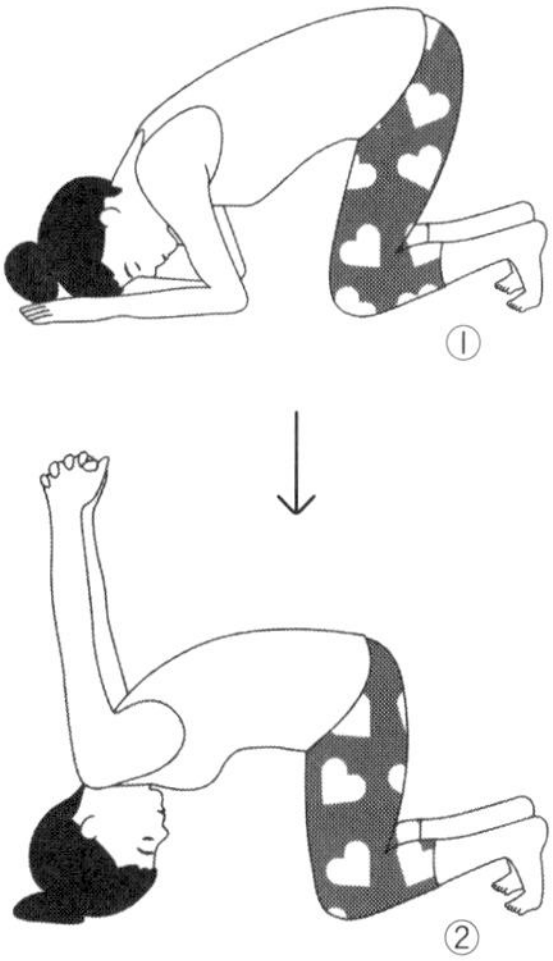

うさぎのポーズの注意点

首や頭頂部に痛みを感じた場合はすぐに中断しましょう。
ゆっくりとした動作で行いましょう。
体調がすぐれないとき、生理中や貧血気味のときは行わないようにしましょう。

①四つん這いの状態からひじを曲げて額を床につけます。首に急な負担がかからないように両手で支えながら行ってください。

②呼吸をしながらじょじょに腕の力を抜いて頭だけで支えます。両腕を背中側に回し、指を絡ませて両手を組みます。

両手を組んだら一回鼻から息を吐き、次に息を吸いながら天井に向かって両腕をしぼり上げ、頭頂部を床について支えます。

そのままの状態を保って鼻で5呼吸。姿勢をキープしている間、身体が緊張しているのを感じます。

5回目の息を吐いたら、次の息を吸うと同時に両手をはなして腕の力を抜き、再び額で支えます。

息を吐きながらゆっくりと両腕を下ろして、両手を床につき脱力します。

※月に願いが届くイメージで行いましょう。

Pose

9

ゆるめる

正座のポーズ

（自然呼吸でお休み）

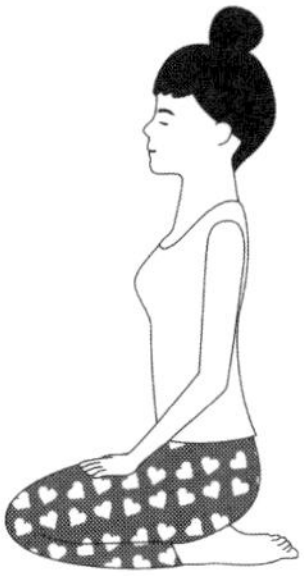

床の上に正座します。足先と踵は揃え、その上にお尻を乗せます。両手のひらはそれぞれももの上に置き、頭頂部（第7チャクラ）と尾骶骨（第1チャクラ）がまっすぐになるように背筋を伸ばします。目を閉じて肩の力を抜いて脱力し、鼻で自然に呼吸しながら、身体がリラックスしているのを感じます。

Pose

10

緊張＆リラックス

月の呼吸法

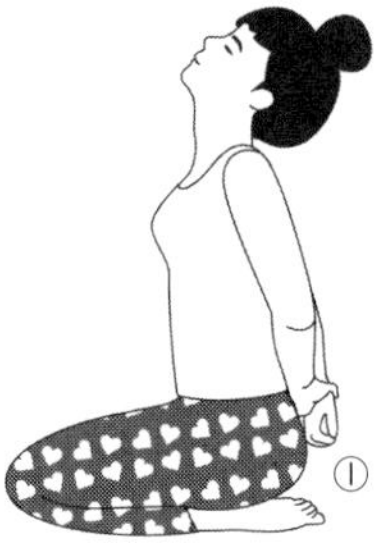

①正座の状態で両腕を背中側に回し、左手で右手首を軽くにぎり、鼻から息を吐きます。

②次に、息を吸いながら呼吸と合わせて首を後ろに反らせます。このとき首の力は抜き、筋肉をリラックスさせて行います。息を吐くときは額が両ひ

←

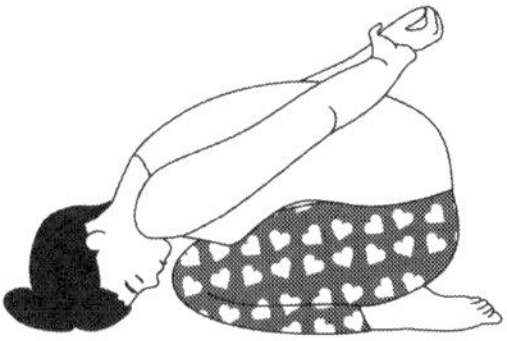

②

ざの前の床につくまで、上体を前に倒します。この身体全体の前後の曲げ伸ばしを、呼吸に合わせてゆっくり3ラウンド行います。

※月のエネルギーで全身が満たされるイメージで行いましょう。

Pose 11

ゆるめる

月のポーズ

（自然呼吸でお休み）

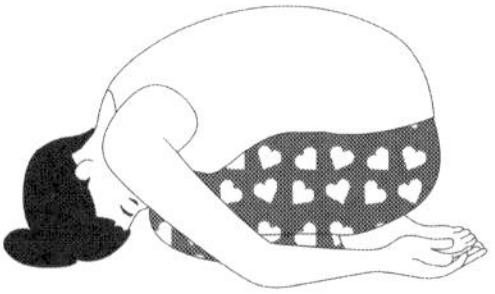

月の呼吸法の3ラウンド目で額が床についたら、右手首を軽くにぎっていた左手をはなします。両腕の力を抜いて床に下ろして休め、目を閉じて脱力します。鼻で自然に呼吸しながらこのままの姿勢をしばらく保ち、身体がリラックスしているのを感じます。

⇐ゆっくりとうつ伏せになる

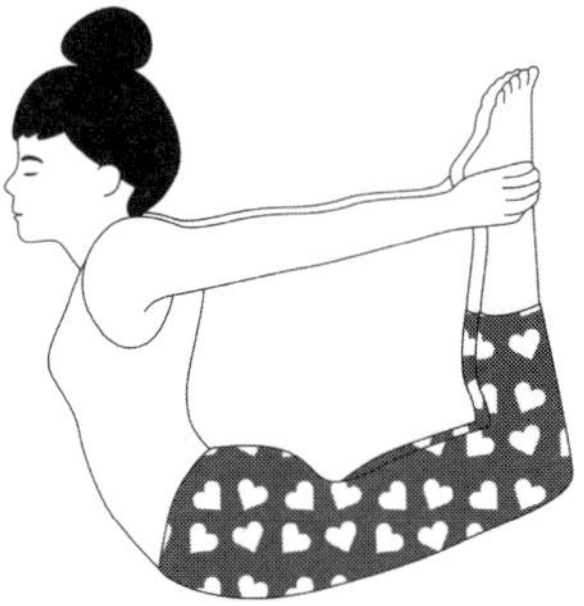

Pose 12

緊張

弓のポーズ

うつ伏せになり、あごを床に置きます。

右手で右足首（もしくは右足先）、左手で左足首（もしくは左足先）をにぎり、鼻から息を吐きます。

次に、ゆっくりと息を吸いながら、身体全体を後ろに反らせて弓なりになります。

その姿勢を保ったまま手と足で軽く引っぱり合いながら鼻で5呼吸。姿勢をキープしている間身体が緊張しているのを感じます。

5回目の息を吐いたら、次の息を吸うと同時に両手をはなして力を抜き、息を吐きながらゆっくりと両手足を下ろして脱力します。

※理想のパートナーを射止めるイメージで行いましょう。すでにパートナーがいる人は、相手とのラブラブなイメージでもかまいません。自分がこうありたいと思う姿をイメージするのもＯＫです。

Pose
13

ゆるめる

ワニのポーズ

（自然呼吸でお休み）

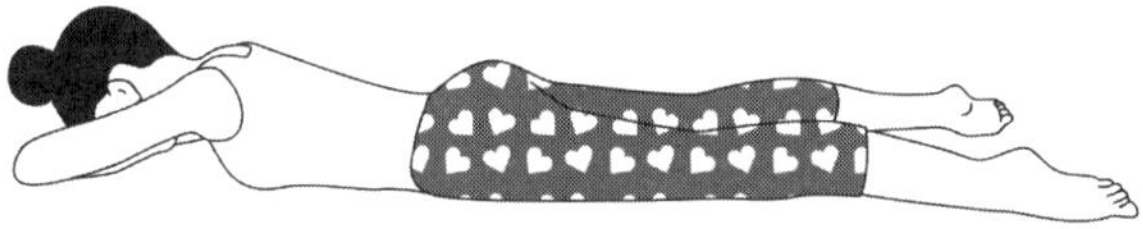

うつ伏せになり両足を肩幅に広げ、両手のひらを重ね、その上にアゴか額をのせます。目を閉じて脱力し、鼻で自然に呼吸しながら身体がリラックスしているのを感じます。

⇐ゆっくりと床の上に座る

Pose
14

解放！ 宇宙と一体
理想のパートナーを引き寄せる 愛の3分間呼吸

目を閉じてスワディスターナ（第2チャクラ）に両手を当て、お腹の動きを意識しながら、ゆったりと腹式呼吸をします。

※アーサナで身体と心がゆるんで温まったところで、すかさず行うと効果絶大です。

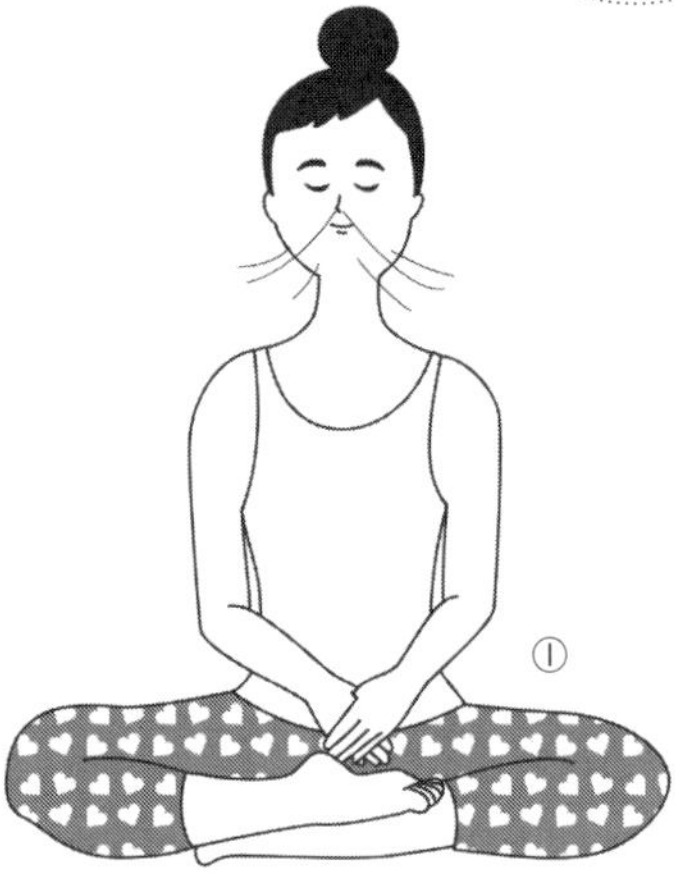

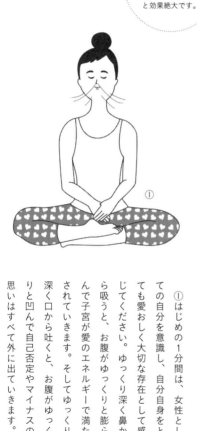

①はじめの1分間は、女性としての自分を意識し、自分自身をとても愛おしく大切な存在として感じてください。ゆっくり深く鼻から吸うと、お腹がゆっくりと膨らんで子宮が愛のエネルギーで満たされていきます。そしてゆっくり深く口から吐くと、お腹がゆっくりと凹んで自己否定やマイナスの思いはすべて外に出ていきます。

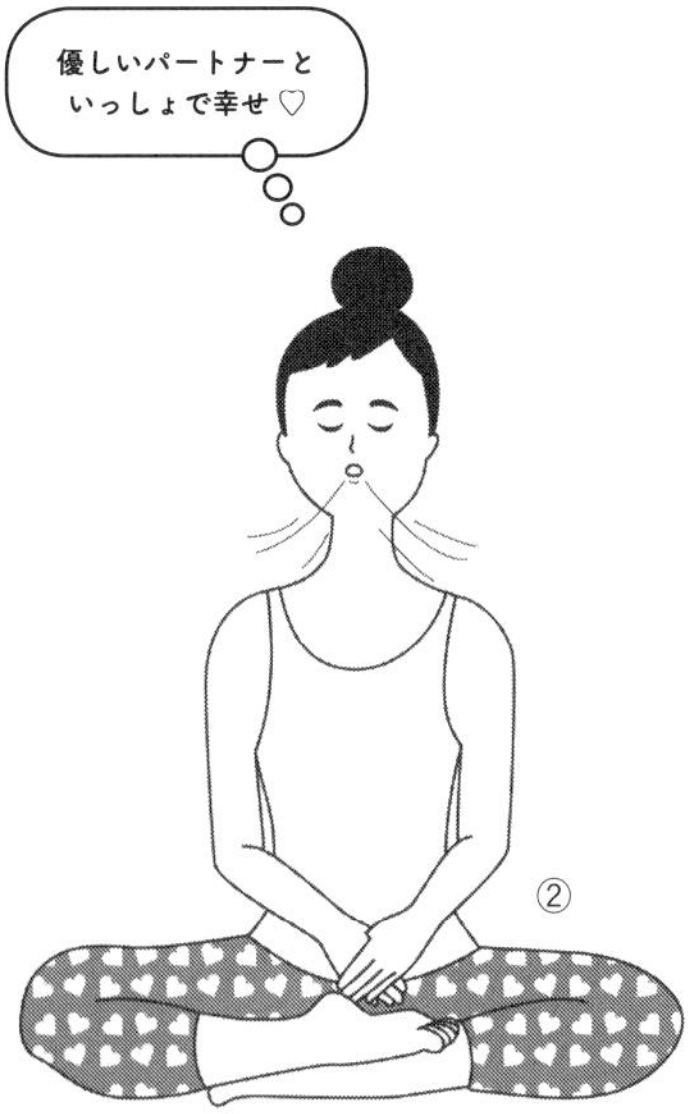

②次に、ゆっくり深く吐く息にのせて、子守唄のようにゆったりと願望を声にします。小さく囁くように声を出しましょう。息を吐いたら、ゆっくり深く鼻から息を吸って願望が叶ったイメージをありありと思い浮かべ、感謝の気持ちで満たされているのを感じます。これを2分間繰り返します。

目を閉じたまま胸の前で合掌し、しばらく自然呼吸を続けながら愛と感謝で満たされた自分を感じて、それから静かに目を開けます。

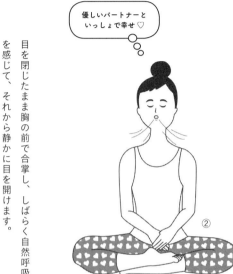

Short Version

愛されヨガ ショートバージョン

ショートバージョンは、まだヨガに慣れていない方、
あまり時間がないときに行ってください。

\ Start /

Pose 1

リラックス

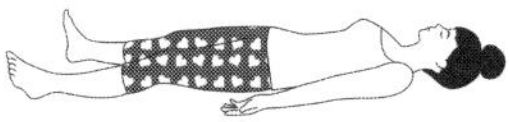

シャヴァ・アーサナ

（P27、Pose ①）

Pose 2

緊張

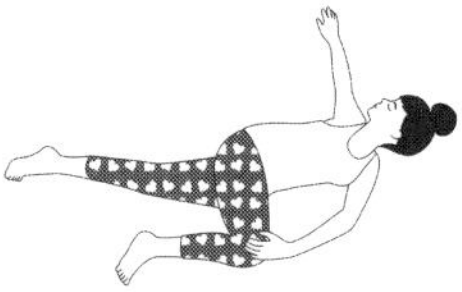

宇宙のポーズ

（P29、Pose ④）

Pose 3

ゆるめる

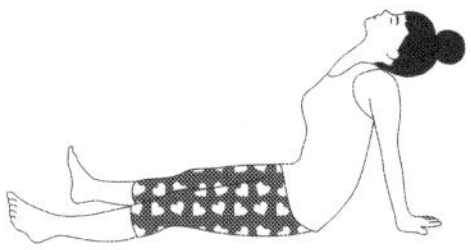

休めの杖のポーズ

（P30、Pose ⑤）

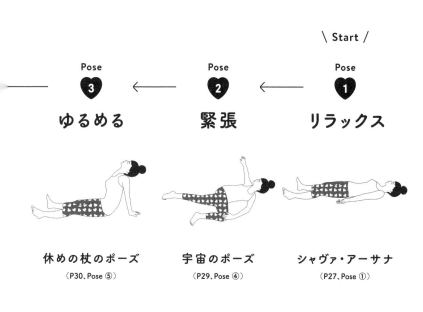

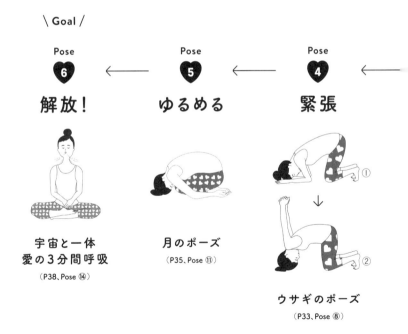

＼Goal／

Pose 6

解放！

宇宙と一体
愛の3分間呼吸

（P38、Pose ⑭）

←

Pose 5

ゆるめる

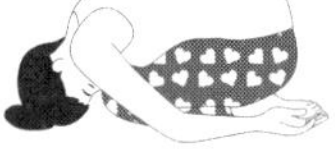

月のポーズ

（P35、Pose ⑪）

←

Pose 4

緊張

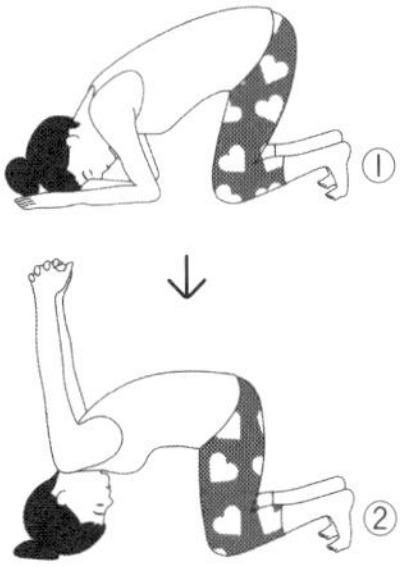

ウサギのポーズ

（P33、Pose ⑧）

←

Long Version

愛されヨガ 上級者向け 愛のプラスα

ヨガの経験が長い方、より効果を高めたい方のために、追加のポーズを用意しました。13のポーズの後に取り入れればロングバージョンになります。すべてを行わなくてもOK。自分が心地よいと感じる範囲で実践してください。

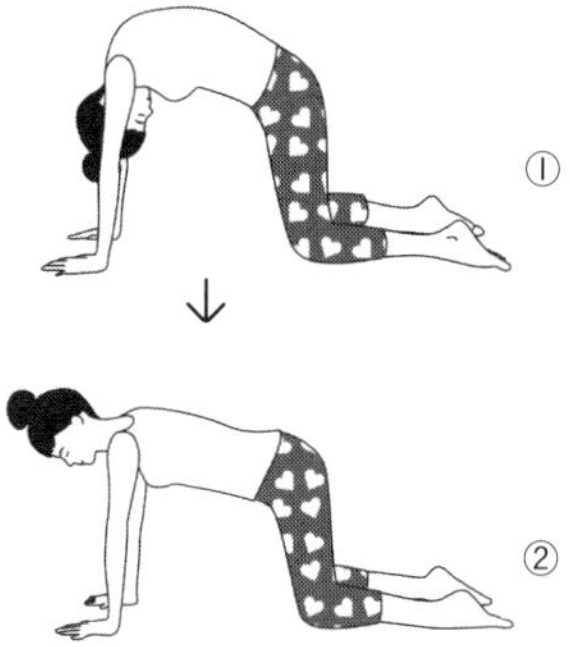

Pose 1

緊張＋ゆるめる

ネコのポーズでムーラバンダ

①四つん這いの姿勢になります。両鼻から息を吐きながら背中を丸めていき、同時に肛門括約筋と尾骨を引き締め骨盤底の筋肉を引き上げます。丸めきった位置で息を1秒止めます。

②次に息を吸うのと同時に背中をたわませて力を抜きます。このとき背中と首を無理に反らせないように注意しましょう。丸まりきったときに、身体が緊張しているのを感じます。吐きながら肛門括約筋を引きしめ、骨盤底筋を引き上げて丸まる、吸って力を抜く動きを3ラウンド繰り返してください。

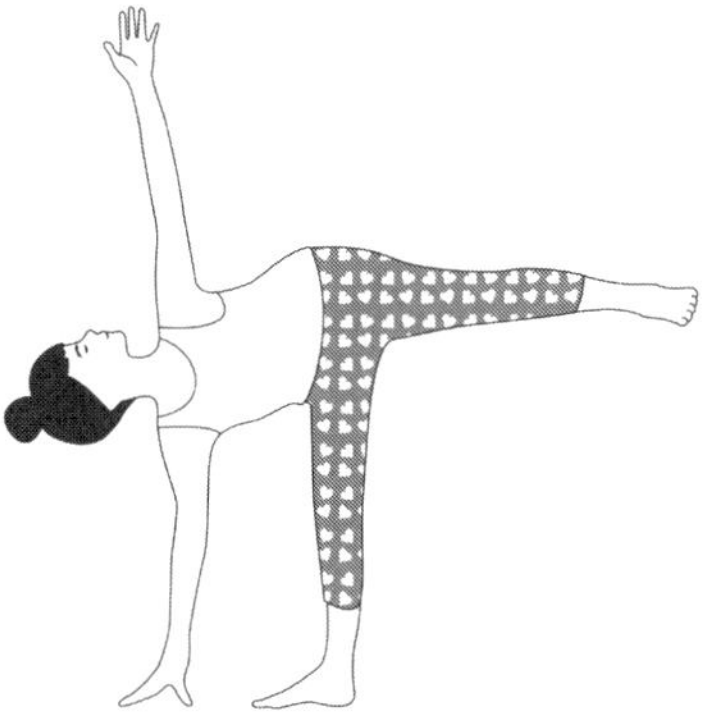

Pose 2

緊張

半月のポーズ

①楽な幅に足を開いて立ち、右の足先を外側、左の足先を内側に向けます。息を吸いながら両腕を肩の高さまで横に上げます。手のひらは下に向けましょう。

②息を吐きながら右ひざを曲げて、右手を右足先よりも外側の床につきます。無理をせず自分が楽に届くところに手をつきましょう。ゆっくりと右ひざを伸ばし、同時に左脚を床と並行になるところまで上げます。背筋がまっすぐになるように首と上体を伸ばしたら、ゆっくりと頭を回して、上方の左手を見上げます。左足の踵を突き出すように伸ばし、左足のつま先を反り返らせます。

その姿勢を保ったまま、鼻で5呼吸。姿勢をキープしている間、身体が緊張しているのを感じます。特に立っているほうの足に意識を集中させてください。

5回目の息を吐いたら、次の息を吸いながら左脚を下ろして床に両足で立ちます。

次に、ゆっくりと息を吐きながら両腕を下ろして脱力します。足を替えて、反対の動きで同様に繰り返します。なお、バランスを取りづらい場合は、補助のために壁を背にして行いましょう。

※内なる光をイメージしながら行いましょう。

Pose 3

ゆるめる

休めの山のポーズ

（自然呼吸でお休み）

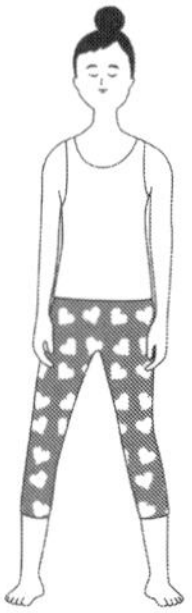

両足を肩幅よりも少し広げて立ちます。両腕は力を抜いて下ろし、肩の力も抜きます。

目を閉じて、鼻で自然に呼吸しながら身体がリラックスしているのを感じます。

Pose 4

緊張

直立のポーズ＋背中で合掌

①両足を肩幅に広げて立ち、両手を背中に持っていきます。手のひらを合わせて肘を後ろに引き、背中側で合掌。

②息を吸いながら、楽な距離だけ、片足を後ろに引きます。吐きながら後ろに上体を反らせます。胸骨を突き出すように上を見上げ、ゆったりと呼吸。その姿勢を30秒間保ったら、反対側の足も同様に繰り返します。

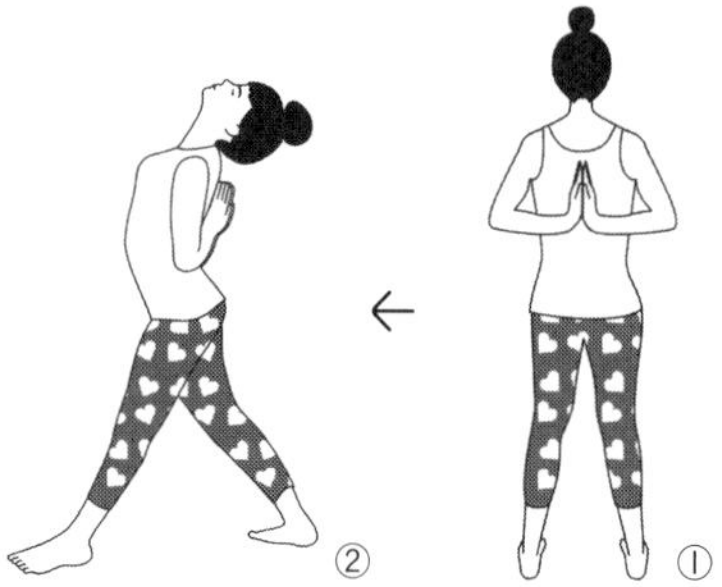

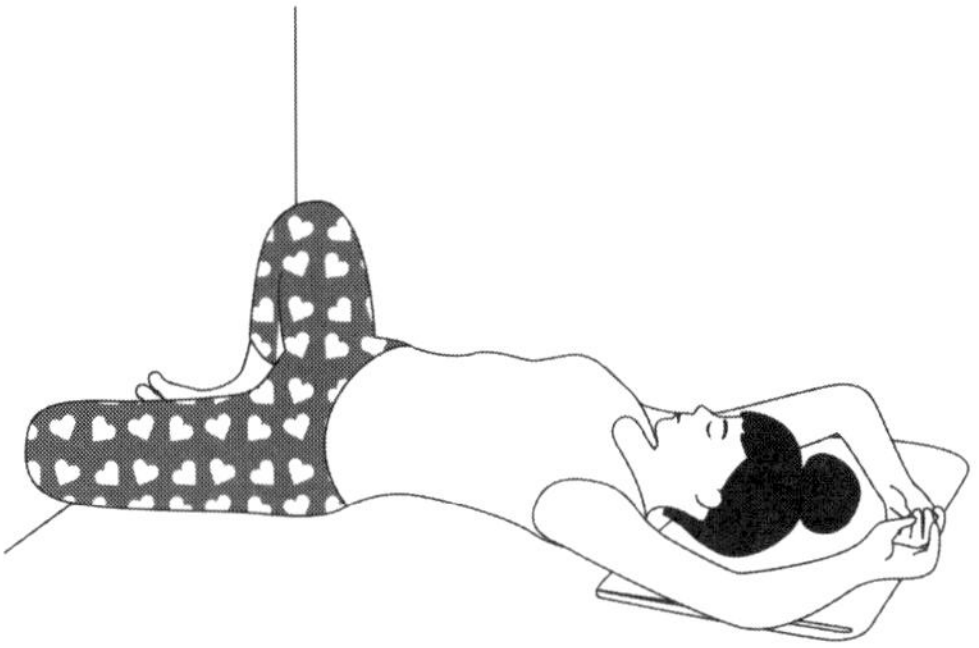

Pose 5

リラックス

仰向けの合蹠のポーズ

壁に向かって座ります。ひざを曲げ、足の裏を合わせて合蹠《がっせき》。つま先を外に向け、壁に押しつけます。踵をできるだけ骨盤に寄せます。

後ろに倒れて床の上に仰向けになります。頭と首の下に畳んだ毛布やバスタオルを敷いてもいいでしょう。

両腕を頭の上に持っていき、規則正しく呼吸し、リラックスします。

その姿勢を3分間保ったら、ひざを合わせ、横に転がって起き上がります。

愛の3分間呼吸のかわりに、このポーズを行ったときは、ここで願望をイメージングしましょう。

愛されヨガ
体験談 ①

貴族階級出身のフランス人実業家と電撃結婚！

Y.N.さん／元ホテル勤務 30代

20代半ばに始めたホテル勤務の仕事は不規則で、直属の上司とも性格が合わず体調を崩しがちでした。30代になって、そのストレスから初期の子宮頸癌を患い、将来の不安で頭がいっぱいだったときに、ふらりと立ち寄った書店で出逢ったのが『引き寄せヨガ』でした。

表紙がピカッと光った気がして、吸い寄せられるように手に取ったのですが、いま考えると、これこそが私の運命を変えた瞬間でした。

その後、手術のため休職し、検査入院したのですが、不思議なことに癌細胞が消えていて手術は必要なくなり、自宅で療養することになりました。これは「引き寄せヨガ」を始める絶好のチャンスだと思い、早速、皇村先生の銀座教室に通いはじめたのです。

初めて参加したクラスで、まず、いかに自分が緊張しながら頑張って生きて来たかに気づかされました。それから月2回のペースでクラスに通ううちに、心身の緊張から解放された私は、みるみる元気になり、何気ない毎日がとても幸せに感じられるようになっていきました。

さらに、祐己子先生のアカシックリーディングと昌季先生の個人セラピーを受けて、自分を愛することの大切さを深く理解することができました。自分のことを愛おしく好きと思えるようになると、同時にハートの声が聴こえるようになりました。それまでは、元気になったら仕事に復帰しようと思っていたのですが、ハートの声は、「本当はその職場に戻りたくない、私はもっと学びたい、世界中のたくさんの人たちと出逢いたい」と言っていました。

自分の本当の気持ちに気づいてしまった私は、思い切って退職し、ニューヨーク州にあるホテル経営で有名な大学に留学することを決心しました。そこで一人のフランス人男性との出逢いがあり、恋に落ちたのです。

彼は大学の先輩で、経営マネージメントを学び起業したいという夢を持っていましたが、出逢った途端、以前からずっと知っていたような安心感があり、私が思い描いていた理想の男性のイメージにぴったりでした。

大学のカフェで彼の夢を聞いていたある日、食事に誘われてプロポーズされました。もちろん私は即答でイエスと答えました。

それまで知らなかったのですが、実は彼はヨーロッパ貴族階級の出身で、フランスでホテルやレストランを経営する実業家の子息だったのです。彼はすでに卒業を控えていて、ちょうどフランスに帰るタイミングでした。私はハートの声に従って、帰国する彼と一緒にフランスに旅立つことにしました。

引き寄せヨガに出逢ってからわずか10ヶ月足らずの出来事です。休職して入院していたことが遠い昔のことのように感じられ、いまでも正直言って半分実感が湧きません。皇村先生ご夫妻との出逢いに心から感謝しています。

愛されヨガ
体験談 ②

ヨガを始めて3ヶ月。紹介された男性とあっという間に結婚！

J.I.さん／東京都在住 40代　公務員

気力、体力勝負のストレスフルな仕事を続けているうちに心身ともに疲れ、未来にもまったく希望が持てなくなっていました。恋愛もうまくいかず、毎晩布団の中で泣くような苦しい日々の中、この状況をなんとかしたい、もっとエネルギーに満ちあふれた充実した人生を送りたい、と気になる本を片っ端から読んだり、心理学を学んだり、いろんな健康法を試したりしていました。

そしてとにかく体力をつけなくては、と始めたパワーヨガのハードさにくじけそうになっていた頃『引き寄せヨガ』に出逢いました。本を読んで自分が常に緊張状態にあることに気づき、まずは身体をゆるめることが必要だ！と、皇村先生の東銀座の教室に月2回通いはじめました。

ヨガを続けていると朝起きた時の身体のだるさが取れ、心が穏やかになってきて、仕事でもプライベートでも様々な偶然やチャンスに恵まれるようになりました。

皇村先生のヨガを始めてから約3ヶ月後、職場の同僚から紹介された男性とすぐにお付き合いを始めるようになり、とんとん拍子に結婚することになりました。その方と出逢うまで、結婚願望がない相手を好きになるなど、不毛な恋愛に振り回され、仕事にも支障が出ていたのがウソのようです。

相手の男性は私のことを人間的に好

きで尊敬していると言ってくれ、とても大切にしてくれます。正直なところ、彼に対して燃えるような恋愛感情があるわけではありませんが、一緒にいて心強く穏やかな安心感があります。

以前は結婚して仕事を辞めたい、と考えていましたが、彼と出逢ってからは不思議といままで以上に仕事に対してやる気が出てきました。紆余曲折ありましたが、お互いの仕事や夢を応援しあえる素晴らしい人生のパートナーに出逢えてとても幸せです。

何かを引き寄せたいというより、とにかく心身ともに健康になりたいという一心で教室に通っていましたが、結果的に仕事でもプライベートでも多くのことを引き寄せることができ、ヨガと皇村先生ご夫妻には感謝の気持ちでいっぱいです。

愛されヨガ
体験談 ③

理想どおりの男性が目の前に！半年も経たずに結婚しました！

R.K.さん／東京都在住　元保育園勤務30代

2年前、皇村先生のヨガに出逢う前の私は、自分の存在を否定的にとらえていました。何をやってもうまくいかない、自信がなく、友達と思っている人にも見下されているように感じ、そんな自分が嫌いで、自己評価がとても低い私でした。

『引き寄せヨガ』の本と出逢い、月1ペースで教室に通わせていただいていたところ、心と身体がリラックスしてきたせいか、1年前にこんな人と一緒になれたらいいなと思っていたとおりの理想の男性が現れ、半年も経たないうちに結婚することになりました。

彼との出逢いは、2016年3月、ヨガ教室の先輩に紹介されたバスツアーでした。私の隣の座席が空いていて、「ここの席いいですか？」と彼のほうから声をかけてもらったのですが、瞬間的にこの人がいいと決めていました。

彼も私のことを直感で気にいってくれて、2回目のデートで私と結婚したいとまで考えてくれました。その後は、二人ともまったく迷うことなくお互いのことを想っていたので、いろんなことがポンポンと自然に進んでいきました。

7月に体調を崩し、保育園を辞めたことで、一緒に住めるようになり、結果的に入籍も早まって、すべてが運命に導かれているようでした。

結婚する前から優しかったけれど、一緒に暮らすようになるとさらに優しくなり、いつも私を思いやる言葉をかけてくれ、どんな話にも心から耳を傾けて聞いてくれる、くしゃみをしただけで上着を持ってきてくれ、雨の降りが激しいと駅まで送ってくれる、何か困っていると一緒に調べて解決してくれる、私の幸せを一緒に喜んでくれる、一緒にいてくれてありがとうと毎日のように感謝してくれる、などなど……。書き続けたら永遠に自慢できちゃうくらいありのままの私を認めてくれて、ただただ愛されていると感じています。

理想の結婚相手は、「お互いを思いやれる人」というシンプルな考えでしたが、妥協も必要だよと友達には言われていました。けど、あきらめられず、皇村先生のヨガを続けていたら、理想の彼と出逢い、奇跡が起きました。

私自身もただただ彼がいてくれることに感謝しながら、自分をとても愛《いとお》しく思えるようになりました。

そしていま、私の中には愛の結晶が宿っています。

Part Two

後編

愛され体質になるヨガ的 愛のレッスン

心がけ & 行動

ヨガ的 愛のレッスン

1

いつも心地よい私でいる

ソウルパートナーを引き寄せるためには、一にも、二にも、自分を整え、いつも心地よい状態でいること。それオンリーです！

あなたは、散らかった部屋に、大好きな人を喜んで迎えることはできますか？ 居心地よい空間に整えておいたほうが、自分も相手も気持ちよく過ごすことができますよね。これは自分の内側においても言えることなのです。

すでにご存じで実践している方もいると思いますが、引き寄せの法則ではリラックスすることが、とても大切なポイントになります。リラックスしているときのあなたは、自分自身を居心地よく感じているはずです。そして、心地よいエネルギーを放っていると、心地よい相手が引き寄せられてくるのです。

ところが、ほとんどの人は本当に心地よい状態を体験したことがないはずです。なぜなら、いつも無意識に緊張していて深くリラックスできていないからです。

私たち現代人は忙しい毎日を送っています。すべきことが山のようにあり、朝から晩まで、次から次へといろんなことを考えています。

忙しい合間にお茶タイムを楽しんだり、休日にスポーツジムに通ったりしている人も多いと思いますが、残念ながら、こういったストレス解消のためのリフレッシュやエクササイズでは無意識の緊張をとることまではできません。

そこで、ラージャヨガのエッセンスをぎゅっと凝縮した「愛されヨガ」を実践していただきたいのです。

本当に心地よい状態というのは、自分のスイッチを限りなくオフにしたときに、初めて得られます。身体をゆるめて深ぁ〜くリラックスすると、意識は寝入りばなのような、うとうとした感じになります。この完全に緊張から解放されたときに感じる「心地よさ」、これこそが本当に心地よいスーパーリラックス状態なのです。このとき、あなたはなんの抵抗もなく自分のすべてを受け入れ、神様（潜在意識）とダイレクトにつながることができます。

愛されヨガを日課にして日々身体から心に優しく働きかけることで、あなたは無意識の緊張から解放され、本当の「心地よさ」を体験できるようになります。

毎日実践していると、その体験が蓄積されていき、あなたはどんどんリラクゼーションがうまくなります。そして、いつでもどこでもリラックスした状態になり、心地よい状態でいられるようになるのです。

そして、いつのまにか自分が愛され体質になっていることに、あなたは気づくことでしょう。

ヨガ的 愛のレッスン

2

身体をゆるめて引き寄せる

「心地よい〝身体〟」を手に入れると、あなたはいとも簡単に運命のパートナーを引き寄せることができます。なぜなら、私たちが潜在意識にするりとアクセスできるのは、筋肉がゆるんで深くリラックスしているときだからです。

そう、実は、潜在意識への入口は、あなたの身体なのです。

一般的に引き寄せの法則では、顕在意識で考えている願望が、その人にとって当然のことになると現実化が始まるとされています。

たとえば、あなたが「〇〇君と結婚したい」という願望を持っているとしたら、「〇〇君と結婚する」ことがあなたにとって当然でみじんも疑わない状態になると、潜在意識にその思いが届いたことになり、「当然のことなんだ」と現実が追いかけてくるのです。

中には、イメージングがとても上手で一度願っただけで、すーっと現実化してしまう人もいますが、「願いが叶うのは当然と思える」とか、「願望が叶うと信じて疑わない」という人のほうが、おそらく少数派ですよね。

ですから、引き寄せの法則では、顕在意識のレベルでイメージやポジティブな思考、アファメーションなどを繰り返して、潜在意識に思いを届けようとするのです。

でもなかなかうまくいかず、「引き寄せの法則は難しい」と感じている人もいるはずです。こと恋愛となると、よけい必死になってしまう人も多いのではないでしょうか。

そこで愛されヨガの登場です。愛されヨガをすると、顕在意識を飛び越えて、ドアtoドアで潜在意識に理想のイメージを届けることができるのです。しかも、驚くほど簡単に。

愛されヨガと一般的な引き寄せの法則との決定的な違いは、愛されヨガは身体から入るという点です。

私たちの身体と心はつながっています。あなたが悲しいとき、涙が出たり食欲がなくなったりするのは、あなたの身体も悲しんでいるからです。あなたが怒っているとき、呼吸が荒くなったり血圧が上がったりするのは、あなたの身体も怒っているからです。

心の状態は、自律神経や筋肉、あるいは呼吸に表れます。恐れ、不安、怒りといったマイナスの感情が強ければ、それは自律神経の乱れや筋肉の緊張、浅くて速い呼吸といった身体の症状として表れてきます。

そのためたとえ理想のイメージやポジティブな思考、アファメーションを駆使して必死に引き寄せようとしても、身体が緊張してリラックスできていなければ、願望の種をまく準備ができていないということになります。

愛にあふれたあなたは、リラックスしてゆったりと深い呼吸をしているはずです。瞳は輝き、お肌もつやつやになります。自分自身であることがとても居心地よく、特に意識しなくても自然と笑顔があふれます。

まずは愛されヨガで身体をゆるめて、居心地のよい自分になりましょう。居心地のよい自分をあなたは必ず大好きになります。この自分自身を完全に受け入れた状態こそが、「愛にあふれたあなた」の大前提なのです。

身体と心はつながっていますから、潜在意識はあなたの身体の状態に瞬時に反応して、それにふさわしい愛にあふれた人生を実現しようと全力で働きはじめます。

願望が叶ったイメージを、身体を通して潜在意識に渡してしまえば、ああでもないこうでもないと頭で考えて試行錯誤したり、頑なな心に何度も何度も繰り返し言い聞かせたりする必要はありません。面倒なステップは全部ショートカット。はじめから、〝身体でわかった状態〟にできるのです！

ヨガ的 愛のレッスン

3

ヨガで、新しい自分に生まれ変わる

私たちは誰でも自分についての青写真を持っています。セルフイメージあるいは自己像という言い方をしますが、「私はこういう人間です」という、自分が自分自身に抱いている認識を言います。自分に対する自己評価と言ってもいいかもしれません。

みなさん、それぞれにセルフイメージをお持ちだと思いますが、それは子供の頃からの、自分に対する周囲の言動や態度、反応や評価といった過去の経験や情報から無意識に形づくられたものです。

特に、「三つ子の魂百まで」と表現されるように、生まれて初めて関わる身近な存在である両親との関係は大きく影響しています。あなたを取り巻く人間関係は、男性との関係は父親が、女性との関係は母親がモデルとなって反映されるとさえ言われています。ですから、いま抱えている悩みの原因が両親との関係にあるというケースが驚くほど多いのです。

でも無意識なので、まったく自覚がないことも珍しくありませんし、「なぜ自分のことをそう思うの？」と訊かれても、うまく答えられなかったりします。

つまり、あなたのセルフイメージのそのほとんどが「思い込み」で成り立っているのです。

思い込みですから、掴みどころがなく実体もないように思えますよね。でも、それは大きな間違い！　顕在意識が認識できていないだけで、細部にいたるまであなたの心の奥底にきっちりとつくり上げられているものなのです。

たとえば、「自分はダメだ」というセルフイメージを持っている人は、無意識に

「自分はダメだ」という証拠を探して、その思い込みをどんどん強化していきます。

実はあなたの人生のほとんどは、そんなよくわからない思い込みで始まり、さらなる思い込みが積もり積もって成り立っているのです。

でも、本人にとっては、まぎれもなく真実そのもの。セルフイメージは人格や習慣、あるいは周りの環境を形成するためのすべてのベースになるので、あなたの言動、感情、態度、能力、人間関係にいたるまで、すべてを支配し、あなたはセルフイメージにぴったり合った人生を送ることになるのです。

そう、もうお気づきだと思いますが、原理はとても簡単！ 人生が思いどおりにいかない人は、自分に対してネガティブな認識を持っている結果ですし、人生が思いどおりにいっている人は、自分に対してポジティブな認識を持っている結果なのです。

ということは、自分に対する思い込みを変えれば、その新しい認識に合った様々なことを無理なく達成できるようになりますし、新しい認識に合ったまったく新しい人生を歩みはじめることができるのです。

セルフイメージは、あなた自身が無意識に選んできたものなので、一度選んだセルフイメージも、あなた自身がいつでも新しく選びなおすことができます。

愛されヨガを続けていると、魔法のようなことが起こります。なぜなら**肉体的なリラクゼーションそのものに、ネガティブな思い込みから、あなたを目覚めさせる力があるから**です。

頭でいくらアファメーションをして、必死に「私は毎日ハッピーです」と宣言しても、緊張したままで無意識の思い込みを書き換えることはなかなかできません。でも、身体を通して、本当のリラックス状態を体感すると、あなたは、あなた自身でいることに心地よさを感じるようになります。愛されヨガで優しく自分をゆるめていると、不安は消えて、あなたは深い安心感に包まれます。そして、あなたのセルフイメージがいつのまにか書き換わってしまうのです。

やがてあなたは自分を信じ、最愛のパートナーに見守られた明るい未来を信じられるようになるのです。

ヨガ的 愛のレッスン

4

がんばって ヨガをしない

「愛されヨガ」を試してみて、ヨガの経験がある人の中には、「自分が教わったものとは違うわ」と思った人もいるかもしれません。

一般的なヨガと愛されヨガとの一番の違いは、愛されヨガでは緊張のポーズとゆるめるポーズを交互に繰り返している点ではないかと思います。

一般的なヨガ教室では、緊張の強いポーズを連続して行い、お休みのポーズは最後だけということも珍しくありません。これは筋力強化やダイエット目的のエクササイズとしては効果的です。でも、身体をゆるめてセルフイメージを書き換え、愛され体質になるという観点からすると、実は、逆効果になってしまいます。

私たちの身体は交感神経・副交感神経というふたつの自律神経によって支配されています。活発に活動しているときには交感神経が優位に、ゆったりリラックスしているときには副交感神経が優位に働いています。

つまり、筋肉の緊張をともなうエクササイズ的なヨガをして交感神経が優位に働くと、集中力が高まり、身体の動きも鋭くなるのですが、やりすぎると心地よく身体をゆるめることは難しくなります。

恋人募集中の人の中には、シェイプアップのためにハードなヨガを一生懸命続けている人も多いでしょう。でも、残念ですがソウルパートナーはなかなか現れないかもしれません。

満員電車での通勤、結果重視の仕事、ＳＮＳのつながり、わずらわしい人間関係……。基本的に現代人の生活はストレスフル。身体も心も過緊張気味です。そこに追い打ちをかけるように激しい運動やエクササイズを取り入れてしまうと、神経は休む間もなく働きつづけ、ますますリラックスできなくなってしまいます。

場合によっては、身体と心の疲れがどんどん溜まり、眠りも浅くなって睡眠の質がさらに落ちてしまうかもしれません。ストレス解消のためによかれと思っていることが、逆に負のループを加速させてしまうことも少なくないのです。

自律神経のバランスをとることができ、心と身体によい運動の目安は、じんわり汗をかく程度、息が上がるちょっと手前くらいです。

教室の生徒さんの中には勉強家だったり、ストイックで頑張り屋さんの方もいます。もちろん、熱心に取り組むこと自体は悪いことではないのですが、「なせばなる」「ねばならぬ」というスタンスになってしまうと、まったくヨガ的ではありません。

あまりにも自分に厳しすぎると、それは自分に対する暴力ですから、まずは自分をゆるめてあげるところから始めましょう。

聖典バガヴァッドギーター（神の詩《うた》）の教えでは、ヨガとは「上手な行為の仕方」であると説明しています。何かを達成しようとするとき、あるいは行うとき、リラックスしながら必ずその行為を意識しておくこと、それが上手な行為の仕方であり、正しい物事への取り組み方であるとされているのです。

頑張っていたり、無理をしていたり、他人からの評価を求めたり、人と自分を比べたりすると、意識が外にばかり向いてリラックスできませんよね。

また、結果ばかりを気にしていると、やはりリラックスして自分の行為を意識することは難しくなります。目標を持ち、モチベーションを高めることも大切ですが、必要以上に結果に意識が向かないように注意しましょう。

ヨガにどう取り組むかは人それぞれですが、どのようにヨガをするかで、潜在意識の働き方は大きく変わってしまいます。当然、あなた自身の在り方や、あなたの未来にも影響してきます。

本来ヨガの目指すところは、身体と心の健やかさ。究極的にはスピリチュアルなレベルまで心を健やかにすること（スピリチュアル・ウェルビーイング）です。それは**愛に満たされた健やかな魂そのものになること**です。

ヨガは、くれぐれも自分の状態をよく観察して身体の声と心の声を聞きながら、リラックスして行ってくださいね。

ヨガ的 愛のレッスン

5

イメージをリストアップする

恋人がほしいのに長年できなかったり、結婚したいかどうかで悩んでいる人の多くは、両親との関係や生まれ育った環境に影響を受けていることが少なくありません。異性や結婚に対するイメージがよくなくて、心がブロックされていると、潜在意識に願望を引き渡すことが難しくなります。

でも、安心してくださいね。そんな方は、愛されヨガとセットで願望のリストアップをするといいでしょう。

ソウルパートナーに出逢いたい人は、「私のソウルパートナーはこんな人がいいな」とイメージしながらリストアップしておきましょう。

それが本当に望むものかどうかわからなくても、とりあえずノートやモバイルのメモなどに全部書き出しておきます。ルックスや性格、どんな仕事をしているとか、趣味は何かとか、自分をどんなふうに扱ってくれるか、その人といるとどんな楽しいことがあるかなど、書き出してみてください。

私はヨガを始めて30年以上経ちますが、**ヨガ&願望のリストアップでほとんどの願いを叶えてきました。**

若い頃は、タワーマンションの高層階に住みたいとか、高級ブランドの服やバッグがほしい、マイカーは高級外車にしたい、ヨーロッパ各地を周る長期旅行に行きたいというような、即物的な願い事もたくさんして、願いが叶うたびに思いっきり楽しませていただきました。もちろん、感謝の気持ちも忘れずに（笑）。

いま思えば、年下の聡明で優しい旦那さま（つまり、昌季先生です）をゲットして、チャペルの鐘の音を聞きながら素敵な結婚式を挙げることができたのも、ヨガと願望のリストアップのおかげ。すべて願いどおりに引き寄せた結果だったのです。

ただし、リストアップの際に、細かすぎるこだわりは逆効果です。考え込まずに感じたことを直観的に書き出すことがポイント。深く考えてしまうと、すべてマインドの声になってしまう可能性があるからです。人によっては、新たな条件づけや執着、恐れ・不安につながってしまうこともあります。

引き寄せ的には、あまり細かいことは考えずに、白馬の王子様が現れるのをいまかいまかとワクワクしながら待っている感覚が大切です。

リストアップは、あくまでも愛されヨガの補助的なものですが、自分の心の中を客観的に眺めて整理するのにとても役立ちます。

リストアップした内容は、愛されヨガをする前にサラッと見ておきましょう。一連の動きをする中で、たとえば、12の「弓のポーズ」や、最後の「愛の3分間呼吸」のとき、リストの中の願望とぴったりのイメージがリアルに浮かんでくるかもしれません。そうなれば、しめたもの。あなたの願いが潜在意識にまっすぐ届いた証拠です。何も浮かんでこないとしても、大丈夫。意識的にイメージをして、届ければＯＫです。結果はすべて神様にお任せします。

このように、3週間ほど愛されヨガを続けてからリストを見直すと、「どうでもいいかも」と思えるものが出てくるかもしれません。「もっとこうしたい！」というままでの自分にはない願いが新たに浮上してくる場合もあるでしょう。そのときは、いらない願いは消して、新たな願いを追加してください。

願望のリストアップ（顕在意識レベル）と愛されヨガ（潜在意識レベル）の組み合わせは、とてもパワフルです。どちらも気軽に楽しみながら続けていると、カチカチだった心のブロックはいつのまにか粉々になって、きれいに消えてしまっていることでしょう。

ヨガ的 愛のレッスン

6

愛はいつも自分ファーストで

いつも心地よい自分でいるためには、愛されヨガを日々実践することが第一ですが、実はヨガの教えの中には、日常生活を送りながらソウルパートナーを引き寄せる秘策がたくさんあります。愛されヨガを実践しつつ、ここでお伝えする日常の心がけをちょっと意識するだけで、がぜん引き寄せ力がアップします。

心地よい自分でいるためには、とにもかくにも自分に「愛」を注ぐこと！

「愛」はこの宇宙で一番ピュアで、最も強力なエネルギーです。

この素晴らしい愛のエネルギーを、誰よりも先に自分に注いであげましょう。愛はいつも「自分ファースト！」自分第一主義が鉄則です。あなたがソウルパートナーに出逢いたいと本気で思っているなら、なおさらです。

これは、「自分だけで愛を独り占めしたい」「自分以外はどうなってもかまわない」という自己中心的な考えではありません。健全な自己愛は決してエゴではなく、真の自己愛が強くなればなるほど、他者への愛も強くなります。あなたのハートの声も、利己的な欲望ではなく、他者の幸せを願う利他的なものになっていきます。

何よりも、まずあなた自身があふれる愛で満たされないと、相手に充分な愛を与えることができません。

でも、自分に愛のエネルギーを注ぐと言っても、よくわからない人もいるかもしれませんね。自分を愛するって一体どういうことで、そのためにはどうしたらいいのでしょう。

16世紀に日本に初めてキリスト教を伝えたフランシスコ・ザビエル、彼は「LOVE」の意味を当時の日本人に理解してもらうために「お大切」という言葉を使いました。つまり、自分を愛するとは、自分を大切にすること、尊い存在として丁重に扱うことなのです。

自分のことを大切にしている人は、他人も大切にすることができます。

ところが、世の中には、自分のことはほったらかしで、他人のことばかりかまっている人が実は少なくありません。しかも、そのことで周りから尊敬されたり賞賛されたり、本人も尊いことをしていると勘違いしている場合もあります。

でもよく考えてみてください。自分を大切にできない人が、他人を大切にできるわけがありません。自分を大切にして初めて、他人も大切にできるのです。

そして、自分を大切にしない人は、他人からも大切にされません。

あなたも、まずは自分を大切にし、「尊い存在」として丁重に扱うところから始めてみてください。このとき、思い、言葉、行為、すべてのレベル（身口意《しんくい》）で実践することがポイントです。

具体的には、自分に無理をさせない、自分を頑張らせない、人と自分を比べない、自分を褒めてあげる、自分を否定しないなどです。

マザー・テレサの言葉にもあるように、「愛」の反対は「無関心」。関心を向ける、気にかけてあげることが愛への第一歩です。いきなりすべてを実践するのが難しければ、まずは自分自身に気づいてあげるところから始めてみましょう。

無理をしている自分、頑張っている自分、人と比べている自分、自分のことを褒めない自分、自分を否定している自分に気づいてあげるのです。

特に、自分で自分を褒めてあげることは、とても大切です。自分はこうあるべき、こうせねばならない、もっと頑張らねばと、自分に厳しくムチを打つのはもう止めにして、代わりに、いつもよくやったと自分を褒めてあげる習慣をつけましょう。

ちょっとした小さなサクセス体験でいいのです。なんてうまくやれたのかしら！　私スゴイわ！　私って素晴らしい！　なんて誇らしい存在なんでしょう！　と、いつも口ぐせのように呟いてみましょう。

自分でよくやったなと思える日は、ちょっとしたご褒美を自分にあげるのもおススメです。

お気に入りの季節の花を部屋に飾って、自分をお祝いしましょう。高級ショコラを買って、香り高い紅茶を素敵なティーカップで楽しんでみたりするのもいいかもしれません。

日々、自分を大切にし、祝福してあげることを習慣にすると、あなたは自分への愛でいっぱいになることでしょう。あなたが愛で満たされると、その愛の波動でソウルパートナーが自然に引き寄せられてくるのです。

自分が大好きなあなたを、ソウルパートナーも絶対に見逃しません。

ヨガ的 愛のレッスン

7

ありのままの自分を受け入れる

自分に正直になりましょう。まず、ありのままの自分を認めます。そのうえで、楽しく美しさに磨きをかけていると、年齢に関係なく、女性はどんどん魅力的になっていきます。

自分を受け入れることができると、人は愛のエネルギーで満たされます。その「満たされ感」にこそ、男性は魅了されるのです。

ありのままの自分にとって、セルフイメージは等身大でなければなりません。

あなたが劣っている、あるいは優れていると感じるのは、自分を誰かと比較しているから。

マイナスのセルフイメージを書き換えるには、まず他人の基準で判断することをいますぐやめましょう。基準はあくまでも、あなた自身です。

あなたの内面は必ず姿勢や表情、声のトーンに表れます。基準が自分自身でなければ、どんなに外側をキラキラで飾ったとしても、内側の違和感や不足感、自信のなさが波動として表に出てしまいます。

外見を整えることはもちろん大切ですが、内側から輝ける存在になるために、自分を無条件の愛で満たしてあげましょう。その自信にあふれた波動が外側に出て、磁石のように異性を引き寄せます。それが愛されオーラの正体です。

愛されオーラがある人は、目が輝いていて、いつもにこやかです。背筋はスッとのびていますが、無理をしている感じはまったくありません。リラックスして呼吸はゆったり。自分に合った服をさらっと着こなしています。他人の目も気にしません。人と比べることはなく、つねに自分の感覚を優先します。人にも優しく、振る舞いもいたって自然です。

ありのままの自分を認め、愛してあげると、あなたもこのようになっていきます。この世でたった一人の大切な〝私〟という存在に最大限の敬意をはらいましょう。それが、あなたの人生を大きく左右します。自分をリスペクトすることで、あなた自身だけでなく、不思議なくらいあなたを中心に周りも変わりはじめます。

よく、恋人ができたとたん急にモテだしたという話を聞きませんか。これは、相手から愛されることで自己肯定感が増して、いままで以上にありのままの自分を受け入れることができるようになるからです。その自信で、もちろん愛されオーラは倍増。ますます、「愛される」状態を引き寄せられるのです。

愛されヨガを日課にしていると、この愛されオーラが自然とあふれ出てくるようになります。私たちの目からみても、その人本来の魅力がキラキラ輝きはじめたのが明らかにわかります。

実際、私たちの教室に通い始めて、男性からお茶に誘われるようになった、スカウトマンに声をかけられた、突然プロポーズされたという女性が続出！　思わず声をかけたくなるほど魅力的になるのですね。

まずは自分に正直に、ありのままの自分を愛することから始めましょう。愛されオーラはテクニックではなく、自分を受け入れることで放出されます。

ヨガ的 愛のレッスン

8

起きることには、素直に感謝する

引き寄せの法則は、潜在意識に刻まれたことが、やがてあなたのところに引き寄せられてくるという原理です。もっと簡単に言うと、「同じ波長同士が結びつく」というたってシンプルな法則。自分が放つエネルギーにふさわしい人や物や出来事が引き寄せられるのですね。

エネルギーと言う代わりに、「波動」とか「気」「○○な感じ」「雰囲気」「オーラ」などと言う人もいます。

「共鳴し合う」「波長が合う」「同調する」という言葉がありますが、それも引き寄せの法則をうまく表しています。

すべてのものにはエネルギーがあり、ポジティブなエネルギーを持つものには、ポジティブなものが引き寄せられ、ネガティブなエネルギーを持つものには、ネガティブなものが引き寄せられるということです。

もうわかりますね。ソウルパートナーと出逢いたいのに、出逢えない。その原因は、実はあなた自身にあるのです。

「そんな馬鹿な！　真剣に素敵な彼と出逢って幸せになりたいのにぃっ！」「何年も必死で婚活しているのヨ！」という声が聞こえてきそうです。

「彼氏がほしい〜」と必死に願っているあなたは、裏を返せば「彼氏がいません」「早く彼を連れてきてよ〜」と不足を嘆いているのと同じこと。そのあなたの「思い」のまま「彼がほしい」状態、「彼がいない」状態を引き寄せているのです。

ではどうすれば、あなたにぴったりのソウルパートナーを引き寄せられるのでしょうか。

のどが渇いたあなたの前に水の入ったコップが置いてあるとします。コップにはあまり冷えていない水が半分だけ入っています。あなたは、「ぬるくてまずいわ。しかも、半分しか入ってないじゃない！」と嘆きますか？　それとも「ぬるいほうが胃を冷やさなくてカラダにいいかも。半分も入ってるし、本当にありがたいわ〜♡」と感謝しますか？

嘆いているあなたからは、そのコップすら取り上げられてしまいます。

素直に感謝ができたあなたには、追加で、よく冷えたおいしいミネラルウォーターがバカラのクリスタルになみなみと注がれて出てきます。

これが宇宙の法則です。

あなたの周りの環境も、あなたがいま置かれている状況も、あなた自身もすべて、自分が引き寄せた結果として、いったん受け入れてみましょう。

大切なのは、起きてしまったことに対してネガティブに反応しないこと。いまこの瞬間に起きていることを受け入れ、できるだけ満たされた豊かな気持ちでいましょう。

婚活がうまくいかないとか、いいなと思っていた男性からつれなくされたとしても、引きずらないことです。それは、いままであなたが送ったエネルギーの結果にすぎません。ありのまま受け取ったら、さっと前を向いて次に進みましょう。

あなたがソウルパートナーと出逢ってハッピーに暮らしたいのであれば、自分の中が「愛」で満たされていることが必要です。でも、愛を増やしたいなら、外から補うのではなく、あなたの中で静かに息づいている愛にまず目を向けてください。

あなたの中には無限の愛が眠っています。あなたはただそれに気づいていないだけ。

愛はその存在に気づいてあげた瞬間から、尽きることのない泉のように、とめどなくあふれ出すのです。

ヨガ的 愛のレッスン

9 過去をすべて肯定する

いま自分の人生について無条件にYESを出すために、あなたの過去のすべてにYESを出しましょう！

自分のすべてに自信を持ってYESを出せると、自信に満ちあふれた明るい未来があなたを待っています。なぜなら、「いまこの瞬間のあなた」の積み重ねがあなたの未来だからです。

そうは言っても、ふとした瞬間に過去のいやな体験の記憶がよみがえると、心が巻き込まれて感情的になったり、落ち込んだりしてしまうことってありますよね。でも、それでは過去を振り返るのではなく、過去を生きることになってしまいます。

ヨガ的なアプローチで上手に過去を振り返るコツは、一度、「これまでの私」を客観的に書き出してみることです。

さっそく、「これまでの私」をノートに書き出してみましょう。

客観的に歴史を調べるように年表をつくり、生まれてから今日までを振り返って、おもな出来事を時系列に書き込んでいきます。よかったことばかりでなく、もちろん悪かったことも、すべて正直に書き込んでくださいね。こうすることで、あなたは自分が歩んできた人生を、まるで映画を観るかのように俯瞰《ふかん》することができます。

書き出してみるという方法は、自分自身との間に距離を置いて、感情的にならずに「ありのままの自分」を受け入れるために、とても有効です。

人生は人によって様々ですが、誰の人生にも例外なく、よいことと悪いことの両方が起こります。でも、無駄なことなどひとつもありません。すべて「いまのあなた」になるために必要な出来事だったからです。

たとえば受験の失敗、病気・ケガ、失恋などは、一見よくない出来事のように思えますが、少し見方を変えれば、そこには思わぬプレゼントがひそんでいます。相手の心の痛みや人生の大切さがわかるようになったり、共感できる新しい友人ができたりと、不運に思える出来事が幸運の種になることも多いのです。

あなたが「マイナス」と思っている出来事が、その後どのように展開していったかを一緒に書き出してみるのもいいでしょう。すべてがかけがえのない「いまの自分」につながっていることがよくわかると思います。

物事の表面だけを見て、よい悪いの判断はできません。そして、それをよい出来事と思うか、悪い出来事と思うかは、あなたのマインドが勝手に決めていることです。

ですから、あなたの人生には、よいことも悪いことも起きるのではなく、正確には一見「よい」と思えることも「悪い」と思えることも起きる、というだけなのですね。

過去にマイナスの力を与えてはいけません。「こんなはずじゃなかった」はとにかく禁句！　過去はいまのあなたを光輝かせるために存在しているのです。

だから、「こうでなければダメ」と自分を裁くのではなく、すべて「これでよかったんだ！」と肯定して、あるがままの人生を心から祝福しましょう。

写真家の故・星野道夫さんの素敵な言葉をあなたに贈ります。

「結果が、最初の思惑どおりにならなくても、そこで過ごした時間は確実に存在する。そして最後に意味を持つのは、結果ではなく、過ごしてしまった、かけがえのないその時間である」

料金受取人払郵便

小石川局承認

5483

差出有効期間
平成30年4月
30日まで
（期間後は切手をおはりください）

郵便はがき

112-8790

105

東京都文京区関口1-23-6
東洋出版　編集部　行

本のご注文はこのはがきをご利用ください

●ご注文の本は、小社が委託する本の宅配会社ブックサービス㈱より、1週間前後でお届けいたします。代金は、お届けの際、下記金額をお支払いください。

お支払い金額＝税込価格＋手数料305円

●電話やFAXでもご注文を承ります。

電話　03-5261-1004　　FAX　03-5261-1002

ご注文の書名	税込価格	冊　数

● 本のお届け先　※下記のご連絡先と異なる場合にご記入ください。

ふりがな
お名前　　　　お電話番号

ご住所　〒　　－

e-mail　　　@

ご記入いただいた個人情報は、お問い合わせへのお返事、ご注文の商品発送、新刊・企画などのご案内以外の目的には使用いたしません。

東洋出版の書籍をご購入いただき、誠にありがとうございます。

今後の出版活動の参考とさせていただきますので、アンケートにご協力いただきますよう、お願い申し上げます。

● この本の書名

● この本は、何でお知りになりましたか？（複数回答可）
1. 書店　2. 新聞広告（　　　　　新聞）　3. 書評・記事　4. 人の紹介
5. 図書室・図書館　6. ウェブ・SNS　7. その他（　　　　　　　）

● この本をご購入いただいた理由は何ですか？（複数回答可）
1. テーマ・タイトル　2. 著者　3. 装丁　4. 広告・書評
5. その他（　　　　　　　　　　　　）

● 本書をお読みになったご感想をお書きください

● 今後読んでみたい書籍のテーマ・分野などありましたらお書きください

ご感想を匿名で書籍のPR等に使用させていただくことがございます。
ご了承いただけない場合は、右の□内に✓をご記入ください。　□許可しない

※メッセージは、著者にお届けいたします。差し支えない範囲で下欄もご記入ください。

●ご職業　1.会社員　2.経営者　3.公務員　4.教育関係者　5.自営業　6.主婦
7.学生　8.アルバイト　9.その他（　　　　　　　）

●お住まいの地域

都道府県　　　　市町村区　男・女　年齢　　　歳

ご協力ありがとうございました。

ヨガ的 愛のレッスン

10

「カルマ」の良循環でセルフイメージを変える

どうして私たちは自分を軽んじてしまうのでしょう。友達には「大丈夫？」って言ってあげるのに、自分のこととなると、急に厳しくなって、優しい言葉ひとつかけてあげないという人も多いのではないでしょうか。

やり残したことや明日の予定で頭がいっぱいのまま眠りについたり、化粧を落とす気力もないほど疲れ果ててしまったり、ごはんを適当にコンビニで買ってすませてしまったり……。「大事な存在」のはずの私なのに、ひどい扱いをしている。人によっては、ひどい扱いだと気づいていないこともあります。

ここにもセルフイメージが深く関わっています。あなたの性格や行動も、実はセルフイメージにコントロールされているからです。

「カルマ」という言葉を耳にしたことがありますよね。日本語では「業《ごう》」と訳されて因果応報という考え方のベースになっていますが、本来は行為と結果の両方を意味する言葉です。

朝起きてから夜寝るまでの、あなたの言動のすべてがカルマということになりますから、現在のあなたは、過去のすべてのカルマの表れなのです。

ヨガの教えでは性格と言動（カルマ）の関係について、「あなたの言動（カルマ）はすべて、あなたの意思の表れ。意思は性格から生じ、性格はカルマから生じる」と説明しています。

つまり、カルマ↓性格↓意思↓次のカルマ↓性格↓意思……というサイクル、もしくはスパイラルを延々と繰り返しているのが、あなたの人生なのです。

私たちは学習や実習で新しいことを覚えるという教育に慣れていますが、ヨガの教えでは、魂はすべての答えを知っていて内側のものを思い出しているにすぎないと考えます。

さまざまなカルマは、それらを引き出すために心と身体を通して魂に与えられる打撃（刺激）のようなものとされています。

たとえると、あなたの大切なものが瓶の奥のほうに入って取れなくなってしまったとき、逆さにして底をポンポン叩くと、そのうちポロッと出てきますよね。そんな状態に似ています。

経験を積むことも、勉強することも、ヨガをすることも、すべて愛（内なる神性）と智慧を引き出すきっかけなのです。ですから、毎日が、よいカルマ→よい性格→よい意思という「カルマの良循環」の繰り返しであれば、人生はまさにバラ色！

愛と智慧にあふれた素晴らしいものになること間違いなしです。

もうお気づきかもしれませんが、「カルマの良循環」をいまふうに表現すれば、「よい生活習慣」ということです。

なぁ〜んだ、生活習慣かぁ、という声が聞こえてきそうですね……。

ヨガはポーズをとる体操だと思っている方は、キチンとごはんを食べるとか、キチンと休むとか、身支度を整えるといった生活上の基本的なことが、ヨガとなんの関係があるの？　と疑問に感じるかもしれません。

でも、ヨガの根本教典『ヨーガスートラ』に記されたアシュタンガ（八支則）という8つの修行ステップでは、最初の「ヤーマ（禁止事項）」と2つ目の「ニヤーマ（お勧め事項）」は、日常生活の心得になっています（P104）。

ですから、よい生活習慣を心がけることは、れっきとした修行のひとつなのです。アーサナと呼ばれる体操は3つ目のステップにあたり、ヨガ修行全体のひとつにすぎません。

噂話をしない、悪口や陰口を言わない、愚痴をこぼさない、言葉づかいに気をつけたり、毎日身ぎれいにしたり、身の回りの掃除をしたり、身体によいものを食べたり、社会的なルールや約束の時間を守る、笑顔と挨拶、相手へのリスペクトを忘れないなど、ヨガマットの上だけでなく、日常にヨガの教えを取り込むことは、あなたの心と身体を健やかにし、自分を大切にすることにもつながっているのです。

最初は「カタチ」からだったとしても、日々の暮らしの中で自分を大切にしているうちに、自然と自分のことが愛おしく思えてくることでしょう。もちろん愛されヨガを日課にすると効果倍増。カルマの良循環で、いつのまにかセルフイメージというシステムの一部が書き換わってしまいます。

どんなことでも、それにふさわしい準備が必要です。「自分を愛する」ことがまだピンとこない方、苦手な方は、ソウルパートナーに出逢うための大切な準備だととらえて、よい生活習慣から始めてみてください。

マザー・テレサも次のような素敵な言葉を残されています。

「思考に気をつけなさい、それはいつか言葉になるから。言葉に気をつけなさい、それはいつか行動になるから。行動に気をつけなさい、それはいつか習慣になるから。習慣に気をつけなさい、それはいつか性格になるから。性格に気をつけなさい、それはいつか運命になるから」

ヨガ的 愛のレッスン

11

合わせ鏡の魔法で自分を変える

ヨガの人間観である人間五蔵説（『引き寄せヨガ』P152）では、私たちの存在は5つの異なるエネルギーの層で構成されていて、一番外側の最も粗雑な層は食べ物によってつくられていると考えられています。

一番外側の層、つまり肉体は、ヨガ的にはあくまでも魂の容れ物であって、あなたの本質は尊い純粋な魂（アートマン）そのものであると考えます。

とても大切な「本当のあなた」が収まっている容れ物なので、それだけで自信を持っていいのですが、自分の容姿に100％満足している女性はごくわずか。8割以上の女性が、自分の容姿になにかしらの不満を抱えています。傍《はた》から見てとても美しい女性でさえ、自信を持てないことも珍しくありません。

容姿コンプレックスは「愛されない私」というセルフイメージをあなたの中につくり上げます。

自分の容姿に対するみなさんの不満のほとんどは、客観的に見れば取るに足りないレベルかもしれません。でも、現実には容姿に対するたったひとつの不満が原因で、人生がうまくいかなくなってしまうこともあります。女性にとって容姿は、人生を左右しかねない最重要テーマのひとつであることは間違いありません。

低い鼻も、小さい胸も、ちょっと太めの脚も、すべて個性ですから、本来はあなたの立派なチャームポイントです。それを魅力と感じられない原因は、自分を誰かと比べているから。誰かを基準にして自分をジャッジしているからです。

でもその基準も実はあてになりません。なぜなら、ただの思い込みだからです。人には好みがありますよね。ある人にとってとびっきり魅力的な女性も、別の人にとってはごく普通の女性だったりします。また国や文化によっても美の基準は大きく変わります。

ヨガには、「この世は心の合わせ鏡」という格言があります。

自分が内に持っているものを外に持つという意味の教えですが、私たちがいつも目にしている現実の世界は、自分の心の中の表れだということです。これは潜在意識の観点からすればまさに思いと実現の法則、引き寄せの法則そのものということになりますよね。

ですから、自分で自分の魅力を否定しないことが大切です。あなたが自分の魅力を否定していると、現実もそのとおりになってしまいます。

自分の容姿に自信を持つ一番の秘訣は、自分の「顔」を好きになることです。そこで、自分の「顔」が大好きになるとっておきの方法を伝授します！　それは、鏡に向かう時間を長くすることです。

人間には、「長く目にしているものほど好きになる」という心理学的な特徴があります。これを利用しない手はありません。さっそく今日から、鏡に向き合う時間をいままでの倍にしてみましょう。家の中のあちらこちらに鏡を置くという方法もあります。

鏡を見るときは無表情だったりブスっとしないで、口角を上げて笑顔をつくりましょう。「私は自分のすべてが好き」と笑顔で鏡と向かい合います。

こうして、あなたは毎日鏡を見れば見るほど自分の顔が好きになっていきます。そして、自分の「顔」を全部ＹＥＳで受け入れると、不思議なことに容姿だけでなく、鏡には映らないはずの内面も自然と受け入れられるようになります。

幸運をつかさどる美と豊穣の女神「ラクシュミー」さまも、知をつかさどる芸術と学問の女神「サラスヴァティー」さまも、母性愛の象徴で美貌と愛の女神「パールーヴァティー」さまも、色とりどりの金銀財宝を身にまとい、お洒落をしています。女神を目指すあなたも遠慮なく思いっきり外見をピカピカのキラキラにしてくださってかまいません。

でも外側のキラキラの前に、内側の自己肯定感を最高のレベルに引き上げましょう。そのために、合わせ鏡の魔法をぜひご活用くださいね。

Column 1

願望成就が加速する！ ４大ヨガ愛の教え

○本書ではヨガのエッセンスを盛り込んだ愛のレッスンをお伝えしています。愛にあふれた生活をキープし、ソウルパートナーを引き寄せるための心得といえるものです。このような知識を得るだけでも、あなたの意識は大きく変化します。やりやすいものから日々実践していただければ効果倍増！

○愛のレッスンは、ヨガの主要な４つの道に基づいています。宇宙、神、サムシング・グレイトなど、人によって使う言葉は違いますが、どの道も最終的にはブラフマンという絶対的実存に通じています。４大ヨガの基本を知ると、アーサナ（体操）だけでなく、日常のすべてがヨガになることに気づくでしょう。暮らしの中で修行が進むため、当然、願望の達成も早くなるのです！

♡ギャーナヨガ　Jnana Yoga（知性のヨガ）

暴走する心を静めるためには、瞑想とともに深い哲学が不可欠とされています。そういった哲学的思想により、感覚を制御し、自我《エゴ》を克服して真の智慧を求めるヨガです。

♡ラージャヨガ　Raja Yoga（意思のヨガ）

ラージャとは「王様」を意味するサンスクリット語で、瞑想を中心とし、王道のヨガとも呼ばれます。根本経典ヨーガスートラで紹介され、ヨガの最初のスタイルとして体系化されたと考えられています。当初のヨガは、まだ体操的な動きはなく、足を組んでひたすら座るという純粋な〝瞑想〟でした。精神をコントロールするという考え方は、やがて八支則（８つのステップ、Ｐ１０４）になり、多くのヨガに影響を与えています。

♡バクティヨガ　Bhakti Yoga（感性のヨガ）

神様に帰依し、献身的に信仰する愛のヨガです。シヴァ神、ヴィシュヌ神、クリシュナ神などをはじめとするヒンズーの神々の名前を何度も唱え、祈りと崇拝と儀式を通じて自らを神に捧げ、意識のすべてが無条件の愛や献身に向かうように自分を変えていきます。

♡カルマヨガ　Karma Yoga（行為のヨガ）

地球上のすべての命あるものはカルマ（業《ごう》）を持って生まれてくると言われています。カルマヨガでは、利己的な動機を持たず、結果に執着することなく、自己を捨て去ることによって、目の前のことに奉仕する精神の必要性を説いています。

ヨガの8つのステップ（八支則・アシュタンガ）

「ヨーガスートラ」で解説されている8つのステップを、アシュタンガ（八支則）と言います。おさらいしておきましょう。

☆日常生活での心得です。

1 ヤーマ Yama（禁戒）

他人や物に対して、日常の中で行ってはいけない5つの心得。暴力を振るわない、嘘をつかない、盗まない、性欲におぼれない、物欲にとらわれない。

2 ニヤーマ Niyama（勧戒）

日常の中で推奨される5つの行い。身の回りをきれいに保つ、必要以上に贅沢をしない、自分を鍛錬する、精神的向上に努める、神様に献身的な気持ちを持つ。

☆身体の調整

3 アーサナ Asana（坐法）

瞑想のためのポーズ（いわゆる一般的に知られているヨガに発展）。

4 プラーナーヤーマ　Pranayama（調気）

呼吸法。呼吸を通して気をコントロールする。

☆内的世界との架け橋

5 プラティヤーハーラ　Pratyahara（制感）

感覚をコントロール（制御）する。

6 ダーラナ　Dharana（疑念・集中）

一点集中。感覚が閉じ、周りの物が気にならなくなる。

☆完全に内なる世界とつながっている状態

7 ディヤーナ　Dhyana（無心・瞑想）

落ち着きのある静かな精神状態。瞑想状態。

8 サマーディ　Samadhi（三昧）

悟り。心の平静を保つ精神的喜び。これ以上ない至福。

※現在、多くのヨガの流派は、ヨガの目標に到達するまでのプロセスをそれぞれ独自に体系化しています。これは、現代にフィットさせるための作業とも言えます。背景にある哲学を理解し、柔軟に受け入れ実践していくことがとても大切です。

ヨガ的 愛のレッスン

12 目の前の人を大切にする

ソウルパートナーと出逢うために、ありのままの自分を認めてあげること、まず自分を愛でいっぱいにしてあげることなど、ここまでいろいろとお伝えしてきましたが、女性なら誰でも「愛されたい」と望んでいるはずですよね。

聖書にも「汝の欲するものをまず他に与えよ」という言葉がありますが、愛されたたいのであれば、あなたの中のあふれる愛をぜひ人に分けてあげてください。

まだ自分を愛することが十分でないと感じていても、心配はご無用！ **愛は、与えれば与えるほど、どんどん増えるという性質を持っている**からです。誰かに与えてもあなたの愛が減ることは決してありません。それどころか、あなたはますます愛であふれて、自分にも人にも、もっと愛を注げるようになります。

愛することは、キャンドルサービスのようなものです。あなたが誰かの心に愛を灯してあげても、あなたの愛が消えることはないのです。

ラブラブな関係をのぞむ相手だけではなく、それ以外の自分の周りの人にもできるだけ愛を注いであげてくださいね。

ただ「愛する」といっても大げさに考えないでください。自分にしてあげたように、まずは、相手に関心を持って気にかけてあげること、思いやることから始めればいいのです。

大切なパートナーはもちろん、周りの人から愛されることは、あなたをとても幸せにしてくれます。ですから、パートナーに対する半分、あるいは10分の1でも周りの人に関心を向ければ、あなたは必ずその人たちから好意を持たれるはずです。

ただし、見返りを求めたり、下心があると逆効果になりかねません。第一、あなたの品格を損ねてしまいます。まずは純粋な気持ちで相手の長所や美点を見つけて、その気持ちを素直に表現してみましょう。

また、常に相手とのほどよい距離を保つことも大切です。ふだんは好意を持って温かく見守りながら、必要なときは手を差しのべてあげるのです。祝福することは愛です。お誕生日や出産のお祝いなど特別な機会だけでなく、相手に何かいいことがあったときには、心から「おめでとう。よかったね」と言ってあげましょう。

これは4大ヨガのひとつ「カルマ・ヨガ」の実践でもあります。行為のヨガであるカルマ・ヨガでは、無私の態度で目の前の物事や人に自分の最善を尽くします。「いま、ここ」の意識で執着せず、結果はすべて神様におまかせします。カルマ・ヨガでは、いまこの瞬間に全神経を、ひとつのことだけに集中しなければなりません。

あなたの愛は明日働くわけではありません。いまから1分後ですらありません。たったいましか働かないのです。

ですから、いまこの瞬間に最善を尽くして、あなたの中の最良のものを目の前の人に与えましょう。明日や過去にとらわれて、心ここにあらずではダメです。全神経をいまここに集中して心を込めるのです。それによって初めて、あなたの愛のエネルギーが相手に伝わります。

愛は、その対象が狭くなると、いつのまにかエゴに変わります。健全な自己愛も自分だけ、あるいは自分の恋人だけ、自分の家族だけなど、狭い範囲にばかり向けていると、あふれる愛がいつのまにかエゴに姿を変え、結果、かけがえのない愛さえも失ってしまいます。

ぜひあなたも愛のキャンドルサービスを習慣にして、「与えると増える」という魔法のような愛の原理をフル活用してください。

あなたがすべきことはたったひとつ。いま目の前で起きていることに注意を払いながら、小さなことに大きな愛を込めるだけです。

（※「慈愛の瞑想」〈P162〉もぜひ参考にしてください）

ヨガ的 愛のレッスン

13

パートナーを愛の視点で見守る

理想のパートナーに対して、年収1千万円以上希望とか、弁護士さんがいいとか、ベンツに乗っているとか、ヴァンクリーフ&アーペルの指輪をくれるとか、年に2回は海外旅行に連れて行ってくれるといった現実的な条件を求めてもかまいません。

そういったことが生活の楽しみや人生の喜びにつながるのでしたら、大いに求めてください。よく「物心ともに」と言いますが、バランスがとれてさえいれば、精神的なつながりと物質的な喜びを両方得られる相手は素敵でしょ？

でも、条件提示ばかりが膨らんで、本当の愛が置き去りになっていませんか？　そして、望む男性の条件にふさわしくあろうと、表面的な自分ばかり整えようとしていませんか？　そういう人も少なからずいるようで、お伝えしてきたように、いままでの自分やありのままの自分を認めずに、新しい自分になることはできません。

「どんな相手を選べばいいの？」という質問をよくされるのですが、ソウルパートナーは、あなたの魂が最もよく学ぶことのできる相手です。魂は何を学びたいかというと、〝愛〟です。いろいろな場面で愛の体験をすることで、魂が目覚めていきます。

「愛だけでは生きられない」という意見も出てきそうです。でも、自分への愛と他者への愛のバランスをとりながらヨガ的に生きていると、結論として愛があれば十分生きていけます。相手がお金持ちかどうかなんて、心配する必要なし。第一、いまあるそのお金がずーっとあるとは限りませんよね。お金持ちだからと選んだ彼が自分の資金を元手に事業を立ち上げて、それがうまくいかなくなり最後は借金苦ということだって、ない話ではありません。

一流企業に勤めていたとしても、辞めてしまうかもしれないし、このご時世、この先会社がどうなるかなんて誰にもわかりません。

逆もまたしかりです。いま仕事をしていないとか、収入がそう多くない相手だとしても、一緒にいると希望が湧いてくるような人、あなたが求めるような愛情を与えてくれる人で、居心地がよく、自分自身も自然体でいられるような相手だったら、一緒になってみる価値があるかもしれません。

自分でいうのも手前みそなのですが、愛されヨガは「あげまん効果」も抜群なのです。

私と昌季先生は、結婚して20年経ちますが、結婚当初は私だけがヨガをしていました。結婚してから一緒に会社を立ち上げ、物質的な豊かさも十分味わうことができました。もちろん順風満帆なときばかりではなくて、経営の難しさを痛感した時期もありましたが、私としては、いろいろあっても絶対どうにかなる、大丈夫と思っていました。何があっても「ほんと人生っていろいろあって勉強になるわ～」というノリでした。

一方、当時の昌季先生は、朝から晩まで働き、筋トレで身体を鍛えているような人でした。スピリチュアルなものにはほとんど興味がなく、むしろ「愛と感謝で飯が食えるか！」と言っていたくらいです（笑）。

ところが、会社経営も含めて、何かまずいことが起こりそうになると、必ずその一歩手前でピンチから救われるという経験が何度もありました。しかも、私が何があっても平然としているので、だんだん私が日課にしていたヨガにも興味を持ち始めたのです。

本人にその自覚はありませんでしたが、もともと昌季先生はとても精神性が高くて、実はスピリチュアルな人だと私は感じていました。なので、こういう流れになるだろうなと直感的に感じてはいたのですが、彼が本格的にヨガを始めると、数々のシンクロや神秘体験が日常的に起こるようになりました。とにかく、ものすごいスピードで現実が好転しはじめたのをいまでも覚えています。

たとえば、会社の資金繰りに困りそうになっても、10年近くご無沙汰していたクライアントさんから突然電話がかかってきて、大口のお仕事をいただいたり、「よく理由はわからないけど、なぜかうまくいく」という状況が当たり前になっていきました。

昌季先生は、もともとお医者さんの家系だったこともあり、現在は医科大学の大学院でヨガや瞑想を科学的に研究しています。私から見るとここまで、とても自然に使命に導かれてきたように感じます。おかげさまで、こうして人類の叡智であるヨガをみなさんにお伝えしたり、新たな医療の可能性を探求したり、日々、幸福を拡大させながら充実した毎日を送っています。

私たち夫婦だけでなく、ヨガ教室を始めたところ、ご主人が突然優しくなったとか、傾きかけていた事業がV字回復したとか、フラフラしていた息子さんがいきなり好条件の就職を決めてきたとか、たくさんの方が家庭を上向きに修正することに成功しています。

人は何か問題が起こると、夫（妻）のせい、親のせい、周りのせい、社会のせい、不況のせいと自分以外を犯人にしたがるものです。特に家族の問題となると、近しい関係がゆえに自分の都合で相手をコントロールしようとしてしまうことも、よくあるケースです。

そんなときこそ胸に手を当てて考えてみてください。周りで起こっていることは、自分の心の中の投影です。他人を変えようとしても、なかなか変えることはできません。でも、この世は心の合わせ鏡です。鏡の中の自分を変えることなら、すぐにできますよね。自分が笑顔になれば、鏡の中の自分も笑顔になります。

愛がなければ責任をとることはできません。会社経営はいいときも悪いときもすべて自己責任。社員やその家族の人生にも責任がありますから、自己責任以上かもしれません。

振り返ると、私たちにとって会社を経営したことは、愛に目覚めるための長くて楽しい「霊性変革の旅」のはじまりだったのかもしれません。

信じて待ってあげることも愛です。いま、パートナーの調子がイマイチとか、休職中だとか、もっと成長してほしいという人も、無駄に心配したりせず、まず、ヨガで自分自身を整えましょう。

そうすれば、いまの昌季先生のように「愛と感謝で飯は食える！」と、あなたも、そしてあなたのパートナーも自信を持って言えるようになるでしょう。

ヨガ的 愛のレッスン

14

愛に条件をつけない

はじめのうちは、パートナーのすべてが素晴らしく見えて、このうえない喜びと恍惚感にひたっていたのに、時間とともに気に入らないところが目につくようになる……。それは、あなたが目先のことに振り回されているからです。

ヨガの教えでは、ヨガと瞑想で、いつも快適にリラックスした状態でいられるようになると、あらゆる制限から解放されて「二極の対立」に悩み苦しむことがなくなるとされています。

幸不幸、勝ち負け、損得、お金持ちと貧乏、成功と失敗、プラスとマイナス……。好き嫌い以外にも「二極の対立」の例はいくらでも挙げることができますよね。この世界はあらゆるものが、対立するふたつの存在のバランスで成り立っていますから、物事にはすべて二面性があります。でも、ヨガ的には表裏一体で、同じものの違う側面にすぎません。

このことを聖典バガヴァッド・ギーター（神の詩《うた》）では、「ヨガとは平等の境地である」と表現しています。

そもそも、あなたのマインドが相手の「ここが好き」「ここが嫌い」と勝手に判断しているだけで、本当は好きも嫌いもないのです。

本来、愛は純粋で無条件のエネルギーです。そして、それは三角形で表現することができます。3つの角がそろうと三角形ができるように、次の3つの特徴がそろうと、あなたの愛はピュアな真の愛として完成します。

愛の三角形
♡愛は取り引きしない
♡愛は恐れない
♡愛は比べない

相手に文句を言いたいとき、不満でいっぱいのとき、実はあなたは愛からではなくエゴで相手をジャッジしています。

「～してくれたから、愛します」
「～してくれないから、愛しません」
「～を持っているから、愛します」
「～がなくなったので、愛しません」

エゴという枠組みが、あなたの愛を狭めてしまっていることに気づきましょう。
「私ばかり与えている気がする」と感じていたら、要注意！　あなたの愛は交換条件つきの取引になっているのかもしれません。相手に対して不平不満を言う前に、まず自分の中の相手に対する条件づけをやめてみましょう。

愛に条件をつけている限り、あなたは目先のことに振り回され続けるだけです。相手への要求がエスカレートして、ますますエゴ全開になってしまう可能性だってあります。そうなると、あなたが本当の意味で満たされる日は永久にやってきません。

恐れたり、比べたりすることもやめましょう。

愛は恐れからは生まれません。「こんなこと言ったら嫌われちゃう」と不安に感じたり、「相手の機嫌が悪くなるかもしれない」と必要以上に気を遣ったりすると、あなたの中に愛を増やすことができなくなってしまいます。なぜなら、愛と恐れは同時に存在できないからです。

これは健康と病気の関係に似ています。病気を克服することが、そのまま健康の回復であるように、恐れが消えるにつれて愛があふれてきます。

また、ピュアな愛はそれ自体で完璧ですから、比較することに意味はありません。他のカップルと比べたり、過去といまを比較したくなったら、相手に愛を求めるよりも、まずあなたが相手にとびっきりの愛情を注いであげましょう。

深い愛に支えられたパートナーとの関係を望むのなら、まずは愛されヨガで自分を整えましょう。そして、愛の三角形を基準に、素直な気持ちで相手に愛の眼差しを向けます。

彼にプロポーズしてほしくてヤキモキしたり、イライラする必要はありません。もしいまの彼と結婚したいのであれば、愛されヨガの最後に、彼と過ごす結婚後の幸せな時間をイメージしましょう。結果は、もちろん宇宙におまかせします。

場合によっては、いまの彼とお別れすることになるかもしれません。でも、安心してください。潜在意識は、あなたにとって最高最善の結果を現実化してくれるからです。

たとえ別れが訪れても、それは間違いなく、真の愛で結ばれたソウルパートナーと巡り逢うビッグチャンスです！

ヨガ的 愛のレッスン

15

月のパワーで内なる女神を目覚めさせる（月礼拝のポーズ）

私たちは女性のみなさんに、常々、地上の女神になってほしいと願っています。目指していただきたいのは、パートナーをスピリチュアルに導く存在です。あるときは親友のように許し、あるときは恋人のように包み込み、またあるときは母親のように育みながら、相手の魂を目覚めさせるのです。

ここでは、女性の持つ女神的パワーを引き出すヨガ、月礼拝のポーズをお伝えしましょう！

月は女性性の象徴です。月経に代表されるように、女性の身体は月のリズムに支配されています。

自律神経の中枢である視床下部は、月経のコントロールセンターでもあり、月のリズムと共鳴してホルモンの分泌リズムをつくり出しています。身体と心は連動していますから、月のリズムを意識して心身を整えることで、あなたの女性性を高めることができるのです。

月礼拝のポーズは、太陽礼拝のポーズと同様に、一連のポーズからなる、動きのあるアーサナです。

夕方から就寝までの時間帯に、今日一日が無事に終わったことを宇宙に感謝し、神様との一体感を感じながら行います。

自分に意識を向けながらゆったりと行うことが大切です。今日一日を幸せと豊かさに満たされた、やすらかな気持ちで終えましょう。

呼吸に合わせて、左右それぞれ1ラウンドをていねいに行いながら、自分に意識を向け、感謝の気持ちでありのままの自分をすべて受け入れます。

【はじまりのマントラ】

今日も素晴らしい一日でした！　と感謝を込めて、スタート前に合掌。

「今日一日の愛と平和、成功と繁栄に感謝します」

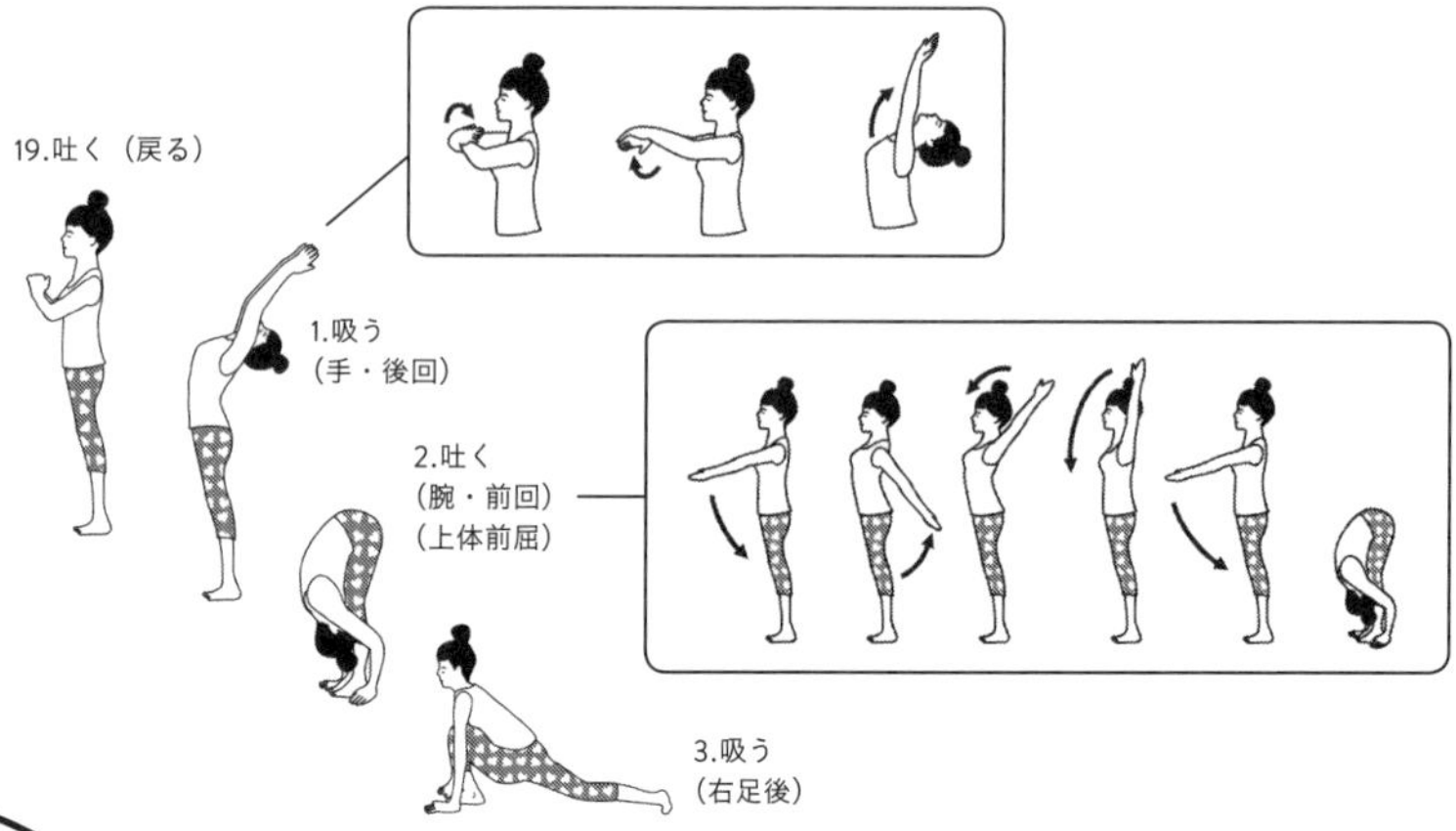

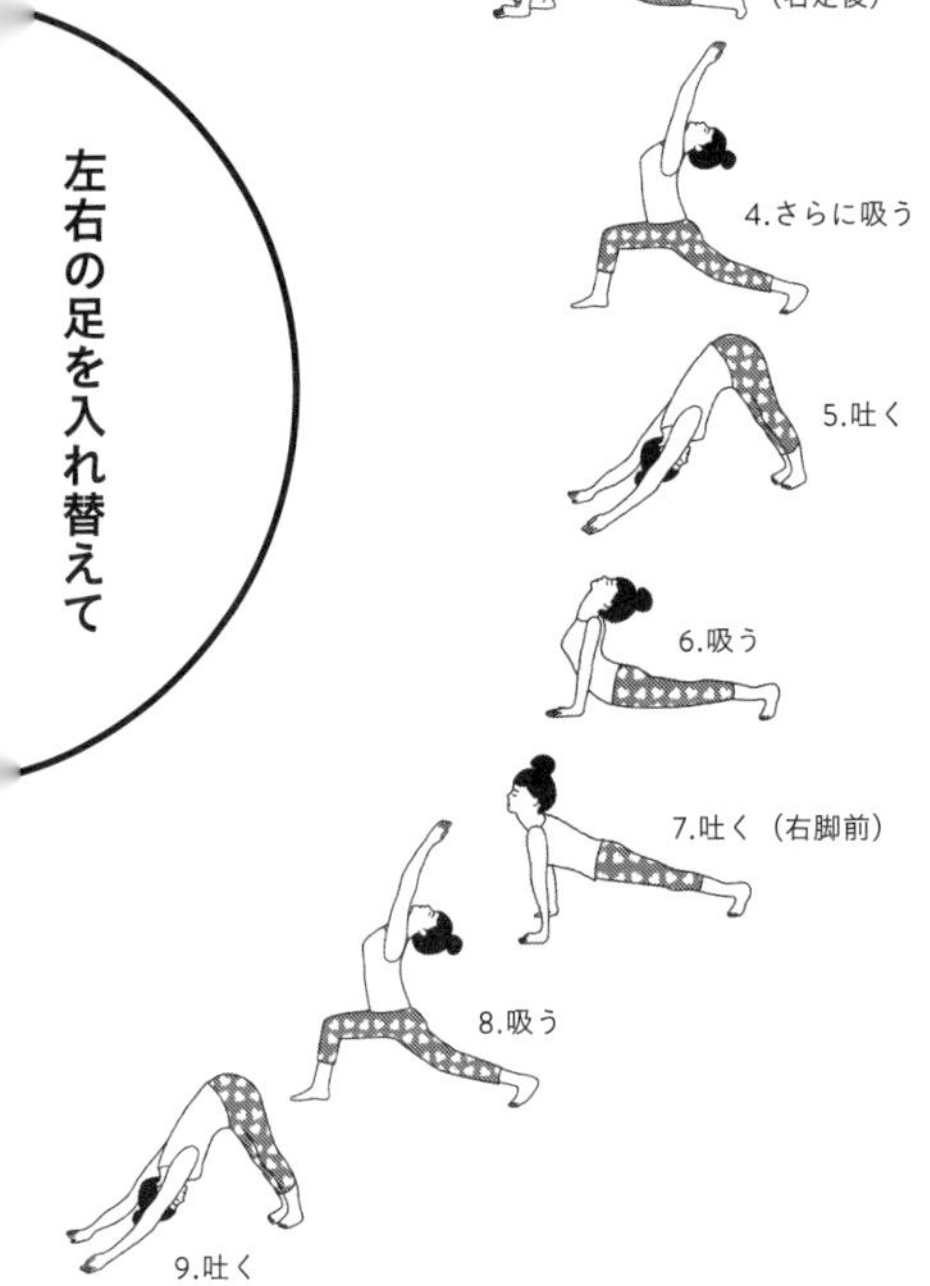

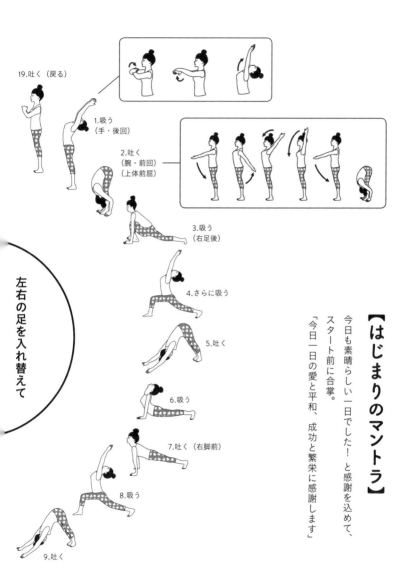

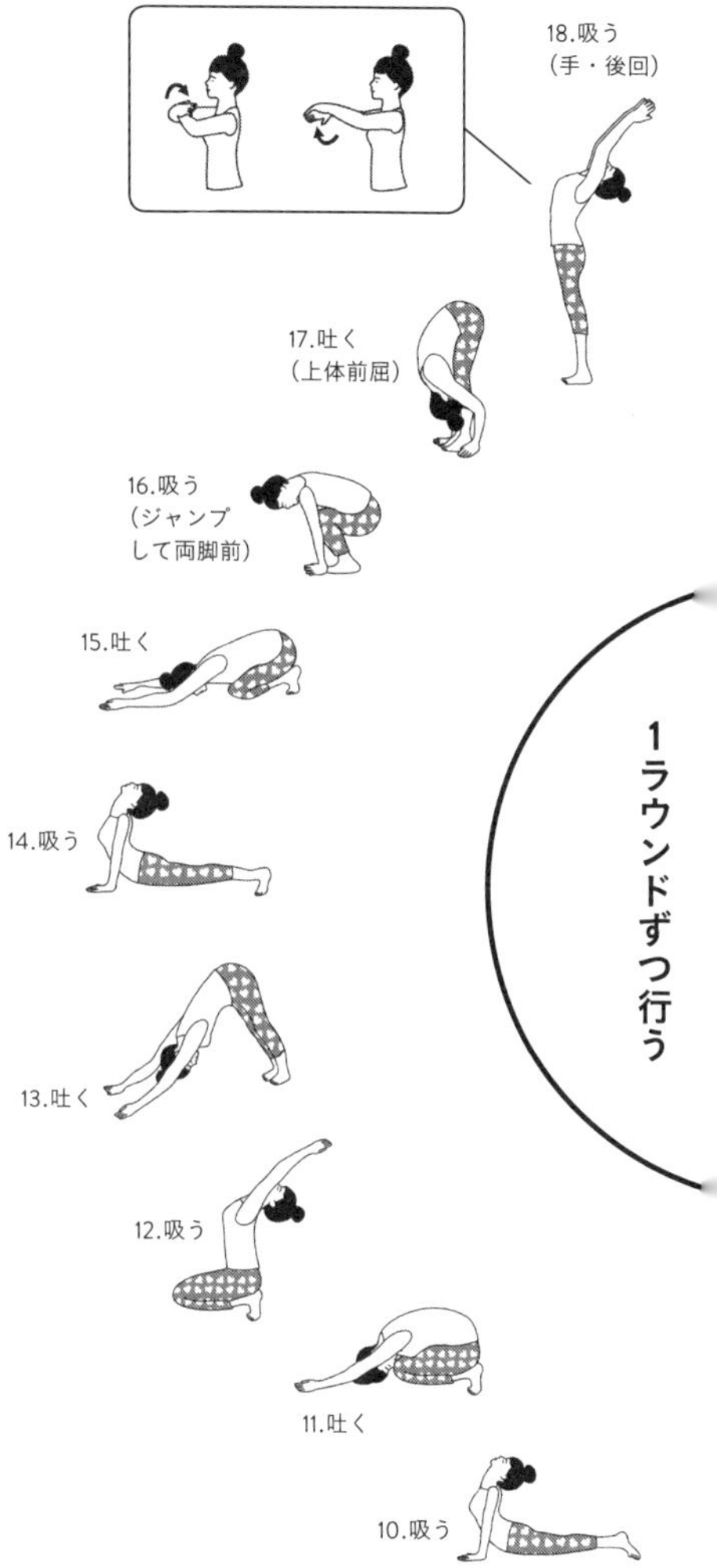

【おわりのマントラ】

月礼拝の最後に合掌。


「私はいま、月のエネルギーを全身に浴びています」

「歓喜、富、幸福、美と優しさが私を満たしています」

「宇宙は完璧で私も完璧です」

「明日もまた素晴らしい一日が始まります！」

「ありがとうございます」

ヨガ的 愛のレッスン

16 静寂の時間を持つ

90年代に入ってから脳の研究が盛んになり、そのおかげで脳と心の関係についていろいろなことがわかってきましたが、人間の脳が右脳と左脳に分かれていることは、ご存じですよね。

ハーバード大学の女性脳科学者ジル・ボルト・テイラー博士によると、右脳にとっては現在がすべてで、〝いま、ここ〟しか存在していません。右脳は、体の動きで感覚的に学び、ものごとを映像でとらえて〝感じ〟ます。同時に、あらゆる情報が五感をとおして、巨大な情報のコラージュとして一気に入ってきます。

一方、左脳にとっては過去と未来がすべてです。右脳と違って、左脳は直線的・系統的に言葉で〝考え〟ます。左脳は、右脳がとらえたいまこの瞬間の巨大な情報のコラージュから詳細を拾い出して分類し、すべての情報を整理します。そして、過去と照らし合わせて将来の可能性と結びつけます。

左脳はとてもおしゃべり。なぜなら、言葉で内側の世界と外側の世界をつないでいるからです。そう、騒がしいマインドの正体は、ぺちゃくちゃぺちゃくちゃ、四六時中つづく左脳のおしゃべりなのです。

「感じる脳」である右脳の意識を通して見ると、「私」という存在は、自分を取り巻くすべてのエネルギーとつながっていて、自分がどこから始まりどこで終わるのか、その境界がわかりません。私たち全員が、ひとつの大きな命として互いにつながった存在、文字どおりワンネスの状態なのです。

もし、あなたが右脳だけで生きているとしたら、「いま、ここ」にいる感覚しかありません。あなたはとてもフレンドリーで、すべての存在と仲よしです。常に楽観的で、決して悲観的になることはありません。判断せず、物事をあるがままに受け取ることができます。そして、自分は守られているという安心感に包まれています。

ところが、「考える脳」である左脳が〝我あり（I am）〟と言った途端、「私」は切り離されてしまいます。「私」は独立した一人の個人となり、エネルギーの流れから離れて、（意識の上では）大きな命のメンバーではなくなります。

あなたは、もはやフレンドリーではなく、すべての存在と仲よしではありません。自分と他人を区別して比べます。物事を分析してジャッジするため、あるがままに受け取ることはできません。もちろん、ありのままの自分を認めることもできません。二極の対立に巻き込まれて、悲観的な考えがたびたび頭に浮かび、過去を後悔したり、未来に不安を感じて心配します。

ところで、テイラー博士が他の脳科学者と大きく違う点がひとつあります。それは、彼女の研究の一部は彼女自身が研究対象だったということです。テイラー博士は左脳の大出血で倒れ、一時的に左脳の機能を完全に失いました。そして、8年にわたる闘病期間を通して右脳と左脳の働きを体験したのです。

彼女は自分が脳出血を起こした直後の様子を語っていますが、左脳のおしゃべりが完全に途絶えると深い静寂が訪れ、それからすぐに周囲の大きなエネルギーに魅了されたそうです。もはや身体の境界はなく、自分が大きく広がるように感じました。左脳のおしゃべりが止むと、外界とのわずらわしい関係はすべて断ち切られ、あらゆるストレッサー（ストレスの原因）がなくなります。右脳だけの世界は完全なストレス・フリーで、身体は軽く平安で満ち足りた気分なのです。

すべてのエネルギーと一体となり解放された感覚は、このうえなく幸せな、本当に素晴らしい体験で、まさに「ニルヴァーナ（涅槃《ねはん》）」状態。天国のようだったと彼女は表現しています。あまりにも素晴らしいので、むしろ左脳を回復させない方がイイ！　とさえ思ったそうです。

また、右脳についてテイラー博士は、「すべてを知っている賢い存在の〝観察者〟」と表現しています。もうお気づきですよね？　彼女の体験はそっくりそのまま、ヨガと瞑想で体験する世界なのです。

一日に一度は、外の世界と自分をつなぐ左脳のおしゃべり（マインドの声）から、完全に自分自身を切り離す時間を持ちましょう。あれこれ考えることをやめて、いまこの瞬間をただ感じるだけのリラックスしたひと時を持つことが大切です。マインドの声が止むと、ハートの声が聞こえてきます。

それこそが、愛されヨガの時間なのです。

愛はいまこの瞬間にしか存在しません。テイラー博士が言うとおり、いまこの瞬間に、私たちは完璧であり、完全であり、美しいのです。

ヨガ的 愛のレッスン

17

パートナーの中の神様を目覚めさせる

あなたは、独立した一人の人間です。でも、決してこの世界から切り離されて、一人ぼっちで存在しているわけではありません。

私たちの命は、大きな全体の命である〝神様（ブラフマン）〟の一部を、小さな個の命である〝魂（アートマン）〟として授かったものです。ですから、個々の肉体はバラバラでも、すべての存在が深いところでつながっています。

でも、エゴが邪魔をしてなかなか自分の中の神様に気がつきません。魂が目覚めなければ、あなたは自分が尊い存在であることに気づかないままです。

最も古いインドのウパニシャッド（奥義書）のひとつに登場する聖者さまとその奥さまの間で、次のような会話が交わされます。

「まことに夫であるが故に夫が愛おしいと思われるのではなく、アートマン（魂）が愛おしいが故に夫が愛おしいのである。

妻であるが故に妻が愛おしいと思われるのではなく、アートマン（魂）が愛おしいが故に妻が愛おしいのである」

ソウルパートナー同士は、相手の中に神様を見て、神様に尽くすように相手に尽くします。それは、二人にとっての今生での使命が、相手の人生が最高最善のものとなるように支え合うことだからです。

深いところでつながっている魂同士は、現実の世界で離ればなれになっても、ずっとお互いの存在を感じています。

そして、運命に導かれて二人が出逢ったとき、互いに高め合い、さらに進化するために、ともに人生を歩みはじめるのです。

あなたの本質は愛です。

ソウルパートナーと二人三脚で人生を歩みながら、あなたの中に眠る内なる神様が完全に目覚めたとき、あなたは愛そのものになります。

そしてあなたは、自分が最高最善の人生を、最愛のパートナーと喜びにあふれ、ともに歩んでいることに気づくことでしょう。

二人がいままでも、そしてこれからもずっと魂と魂でつながったひとつの存在であることを確信しながら。

現段階では科学がその正式な説明を発見していない
ある極めて強力な力がある
それは他のすべてを含み、かつ支配する力であり
宇宙で作用しているどんな現象の背後にも存在し
しかも、私たちによってまだ特定されていない
この宇宙的な力とは、愛だ

アルベルト・アインシュタイン

愛されヨガ
体験談④

夫と歩む未来の可能性にワクワク！

チャンドラ・デヴィさん／東京在住　30代女性 ライター

7歳年下のポーランド人の夫と結婚してから2年。つかず離れずのよい夫婦関係を築いてきたつもりでした。でも、社交的な性格で次から次にやりたいことに取り組む夫とは対照的に、私は内向的で一人でゆっくりと過ごす時間が好きなタイプ。アクティブすぎる夫に合わせて過ごしていると、疲れやストレスがたまってしまうこともしばしばでした。でも、まだ若くエネルギーあふれる夫には、そんな私の気持ちはなかなか理解してもらえません。

仕事のプレッシャーと、家でのストレスから来るネガティブな感情に自分でも疲れ切っていたときに、取材を通して出逢ったのが皇村先生が教えるラージャ・ヨガ。エクササイズではなく、心を整える瞑想のためのヨガというところに惹かれ、月1回の教室に参加するようになりました。

初めての教室の後、まるで極上のマッサージを受けたかのようにふわりと体が軽くなり、心身ともにリラックスしている自分にびっくり！　気分が晴れないときでも教室でヨガをすると、それまで波立っていた心が不思議と凪いでいくのを感じました。

「愛をもって相手に接すれば、おのずと自分に返ってくる……」とは言いますが、わかってはいても、いつでもそのように振る舞うのは難しいと感じる人がほとんどではないでしょうか。私も例にもれず、大好きな夫であっても、「もっとこんな言葉をかけてほしいのに」とか「どうして私の言うことを聞いてくれないの」といった不満から、きつい態度で当たってしまうことがよくありました。ですがヨガを続けるうち、自分の主張を通そうとする頑なな気持ちがするする溶け、たとえ夫の行動に一瞬イラっとしても、その不満が心に留まることが少なくなったのです。祐己子先生の「相手がいつか変わると、信じて待つことも愛」という言葉を聞いたとき、いま、自分に必要な愛とは何か、わかったような気がしました。

それから数ヶ月後、これまで何度も失敗していた夫の転職がとんとん拍子に進み、有名企業への就職でキャリアアップを果たしました。また、これまで「お互いの趣味は尊重すれど干渉せず」というスタンスだった私たちですが、夫と一緒に皇村先生のヨガ教室に参加したり、逆に私が夫の趣味のYoutubeの動画撮影に参加したりと、共同作業の機会が増えるようになりました。初めて一緒につくった動画は、夫の故国ポーランドへ向け日本文化を紹介する内容でしたが、これがポーランド人に大受け！　公開して数日で1万回以上再生され、数え切れないほどのコメントもつきました。いまは、夫と歩む未来の可能性にワクワクしています。

ありのままの他人を受け入れることは容易ではありません。でも、皇村先生のヨガは、その手助けをし、〝愛〟に近づくための一歩を歩ませてくれるものだと信じています。

愛されヨガ
体験談 ⑤

互いの信頼を取り戻し、夫婦の新たな道へ進むことができた！

A.Y.さん／千葉県在住　30代 自営業

私の悩みは「お金」でした。主人が飲食店を経営しているのですがあまりうまくいってなくて、この何年も大黒柱は私でした。育児・家事に加え、稼ぎもキープ、この何年間はすべてに全力投球で本当にキツかったのです。

子供も5歳になり、少し俯瞰《ふかん》できるようになってきて、もう一度スピリチュアルを学び直そうと思った矢先に近所を散歩していると、皇村先生のヨガ教室の看板を見つけ、ピンときました！引き寄せ以外の何物でもないと思いました。

月1で教室に参加し、家でも週2回くらいDVDに合わせてヨガを実践していました。それから仕事の流れは順調で、途切れなくやりたい仕事が絶好のタイミングでやってくるようになりました。

そしてあるとき、奥の奥にいる本当の自分が何を思っているか気がついたのです。「お金」と「仕事」の問題が、実は『パートナーシップ』に鍵があるともう一人の私が教えてくれたのでした。

ある日、「もう十分頑張った。主人の夢を応援したいと思ってたけど、もう限界だ」と心の声が鮮明に響いてきました。そしてついに夫に「店をやめて、金銭的に助けてほしい」と言ってしまったのです。

すると実は、主人もどこで区切りをつけたらよいのか、ずっと苦しんでいたようでした。これでやっとラクになれると思ったようです。

すべての原因は夫婦間のコミュニ

ケーション不足でした。突き詰めると、私が主人のことを「本来は完璧な存在」として信頼していなかったことが原因です。「アテにならないから、私が頑張らなきゃ！」と思っていたのです。それは主人の成長の妨げにもなり、結果的にお互いが苦しむことになっていったのです。

　結婚するということは、自分の学びのステージを上げて、他人も巻き込んで成長する機会を与えてもらっているのかもしれません。

　先生ご夫妻は本当に信頼しあっていて、理想の夫婦です。それも先生方から学びたい重大な要素でした。

　本当に最近、宇宙の法則を感じます。すべての出来事は成長のためのメッセージで、どう捉えるかは自分次第なんですね。秩序は何もかも完璧で、愛しかないのだと実感しています。先生ご夫妻には心から感謝しております。

愛されヨガ
体験談⑥

ヨガのおかげで、恋愛がゴールインに向けて急展開！

スーリヤ・デヴィさん／東京都在住　40代 デザイナー

私はずっと恋愛に対して深く考えたことがありませんでした。交際相手への執着はなく、調子が合わなくなると〝はい、さよなら〟でした。合わない人に無理に努力して合わせるのは無駄なことだと思っていたのです。そんな私でしたが、ある一人の男性との出逢いは違いました。すんなりいく恋愛ではなかったので、どうしたらよいのかわからず初めて恋愛に努力をしはじめたのです。

恋愛のお相手は某業界の著名な方で、私は気持ちを整える糸口を見つけたくて、宗教、格言、宇宙とあらゆる分野の本を手当たり次第に読み、いろいろなことを実践してみました。特に瞑想を習慣にしてからは、はっきり自覚するほど世界、世間の見方が変わり、私自身も大きく変化していきました。

私は体が硬いのでヨガをしたことはなかったのですが、ある密教の本がきっかけでヨガをしてみたいと思うようになりました。しばらくして偶然に皇村先生のヨガ教室を知り、通いはじめました。すると、先が見えなかった恋愛が急展開し、大きく動き始めたのです。それまでゴールインはまだ5年ほど先になるだろうというような話をしていたのですが、私の本心では5年先はさすがに長いと少し途方に暮れていた矢先でした。

その急展開が起きてから相手にヨガ

を習っている話をすると、本当にびっくりしたのですが、なんと相手もかなり以前から本格的にヨガを習っていたと言うのです。ヨガという言葉を超えた体験を相手と共有できる喜び。二人がお互いに同じ価値観を持っていたなんて、なんとありがたいことなのでしょう。このとき、相手との不思議なご縁と偶然ではない流れを感じました。

　見えない糸があり、それをたぐり寄せるために学びを深め、ヨガで心と身体をクリアにすることで恋愛以上の結果を得たと思えてなりません。まさにヨガの語源であるＹｕｊ（ユッジュ＝結びつける）を身をもって体験しました。

　いまではもう愛しかいらず、そしてとても素直に、そんな自分を愛おしんでいる私自身におどろいています。

Special Contents
スペシャルふろく
その1

もっと愛し愛される
ヨガの呼吸&
瞑想プログラム

愛し愛される ヨガ的呼吸法

私たちは緊張を解きたいとき、無意識に深呼吸をします。呼吸の状態は、自律神経のバランスに直接影響するので、ゆっくり深く息を吐くと、すぐに心が落ち着くからです。

つまり、呼吸をコントロールできるようになれば、自分の心は思いのまま！　いつも穏やかで感じのいい人でいられるようになります。そんな人を周りはほおっておきませんよね。

気軽にできるのも呼吸法のいいところ。ぜひ実践してください！

初級

腹式呼吸

緊張緩和、ストレス軽減

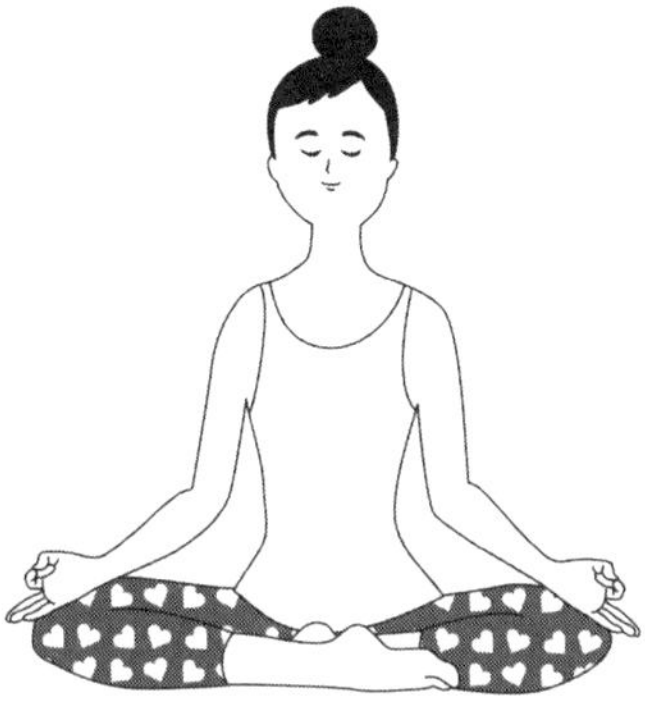

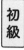

緊張やストレスを感じたり、マイナスの思いが心に浮かんだら、お腹の動きを感じながら意識的に鼻からゆっくりと深く息を吸い、意識的に鼻もしくは口からゆっくりと深く吐く腹式呼吸を行いましょう。

呼吸に注意を払っていれば、混乱した状況の真っ只中でも意識を集中し心静かに自分を保つことができます。

中級

生命力を高める呼吸法「ナーディー・ショーダン」

脳の活性化、細胞の活性化、血液循環をよくする

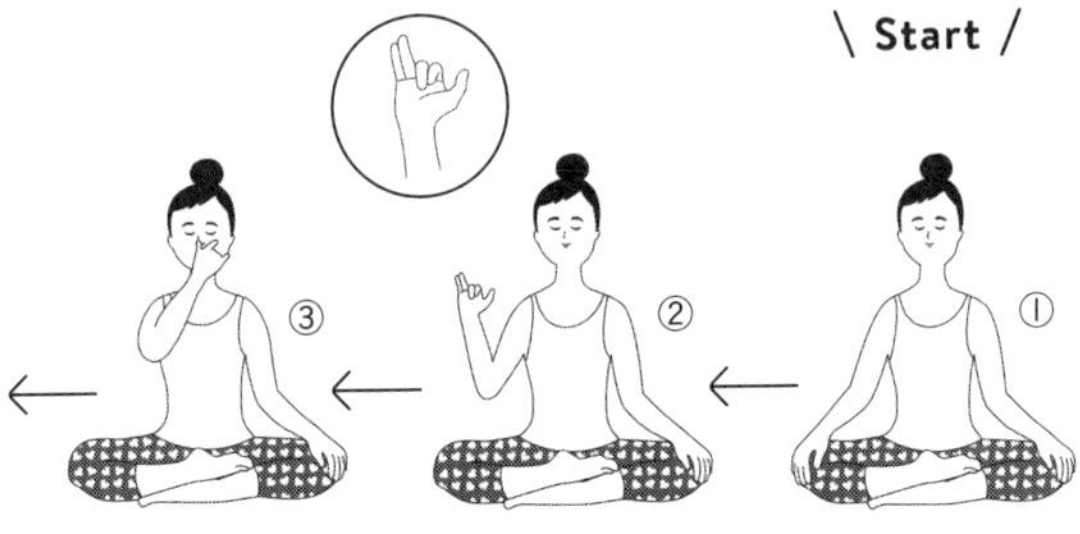

①安楽座で床に座ります。

②右手でナーシカ・ムドラーをつくります。

③右手の親指で右鼻を押さえてふさぎ、左鼻からゆっくりとできるだけ深く静かに息を吸います。

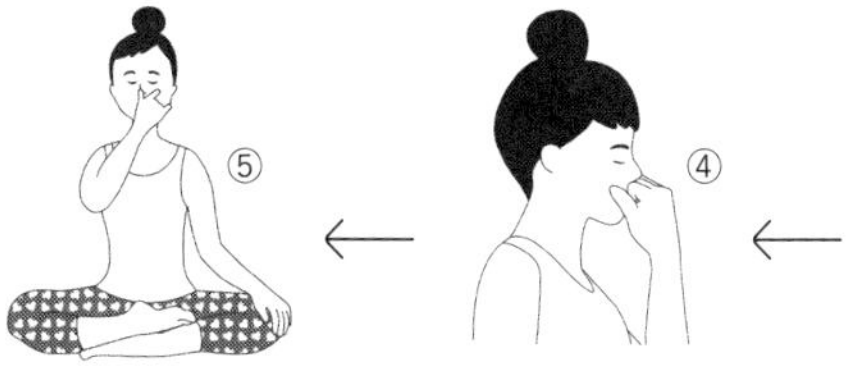

④ 次に指を替えて右手の薬指と小指で左鼻を押さえてふさぎ、吸ったときの倍の長さで、右鼻からゆっくりと静かに息を吐きます。息を吐き切ったら、そのまま右鼻からゆっくりとできるだけ深く静かに息を吸います。

⑤ 再び指を替えて、右手の親指で右鼻を押さえてふさぎ、吸ったときの倍の長さで、左鼻からゆっくりと静かに息を吐きます。

⑥ 常に吸う息と吐く息の長さが1対2になるよう左右交互に3〜9ラウンド行います。

※ 顔全体の筋肉をゆるめ、肩の力を抜いてゆったりと行いましょう。右手の人差し指と中指を眉間に当て、「第三の目」アジュナ・チャクラを意識しながら行ってもかまいません。

チャクラを使ってソウルパートナーを引き寄せる

私たちの身体には、座面から頭のてっぺんまでスシュムナー管（P152）に沿って、チャクラという7つのエネルギースポットがあり、円盤のようにぐるぐる回って、エネルギーを取り込みながら開いたり閉じたりしています。

それぞれのチャクラには司るテーマがあり、心と身体と魂のバランスをとる役割を果たしています。チャクラが全開していると、身体は健康そのもので、心は安定し、喜びと感謝の気持ちにあふれ、見た目にも内から輝くようなオーラがある魅力的な人になります。

でも一般的にチャクラが全開していることは、まずありません。チャクラが閉じてしまう原因は、不摂生や病、心配事、ネガティブな感情、ストレスなどです。ヨガや呼吸法で心身を整えると、チャクラが開いてエネルギーが循環しやすくなります。

第7チャクラ
（クラウンチャクラ）

テーマ：宇宙のエネルギーや見えない力と繋がる。
［大脳・松果体・神経・下垂体］

第6チャクラ
（第3の目）

テーマ：直感力、想像力、洞察力、集中力などに関わる。
［松果体・小脳・耳・鼻］

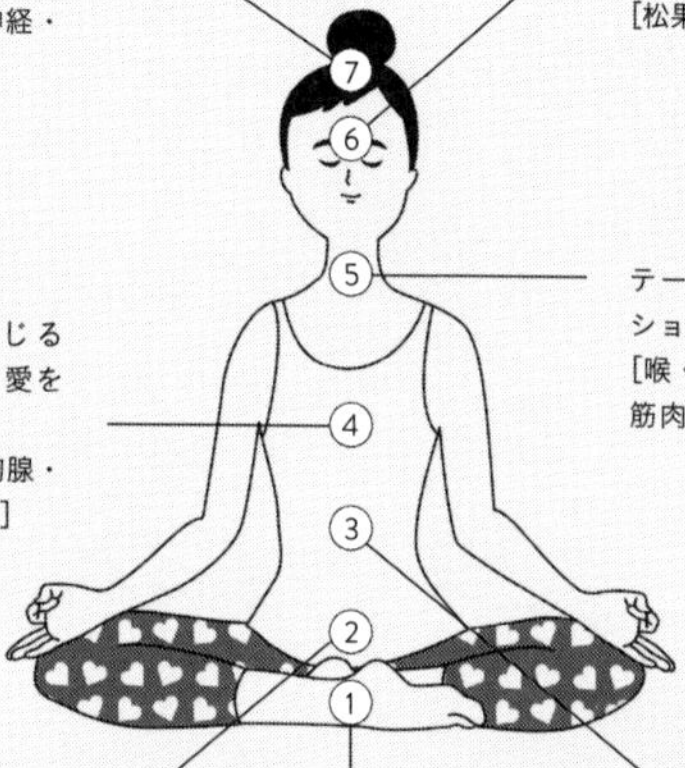

第5チャクラ
（喉）

テーマ：コミュニケーション、思いを伝える。
［喉・甲状腺・気管支・筋肉］

第4チャクラ
（ハート）

テーマ：愛を感じる力、周囲に対して愛を広げる。
［心臓・循環系・胸腺・リンパ腺・免疫系］

第3チャクラ
（太陽神経叢）

テーマ：自尊心と感情のコントロールに働く。
［胃・肝臓・胆のう・すい臓・脾臓・神経系］

第2チャクラ
（仙骨）

テーマ：創造性を高め、人生の喜び、楽しみを感じる。
［女性生殖器・腎臓・乳腺・皮膚］

第1チャクラ
（ベースチャクラ）

テーマ：大地にしっかり足をつけ、現実を生きる。
［脊髄・副腎・血液・男性生殖器・膣・膀胱］

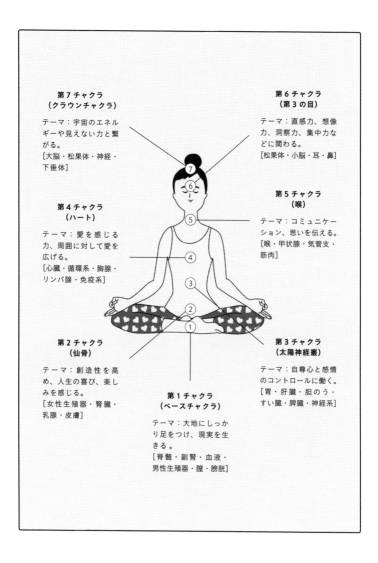

上級

チャクラを使った呼吸法

願望実現力を高める呼吸法「ムーラバンダ」

ベースチャクラ（第1チャクラ）を活性化させる呼吸法です。第1チャクラは、体内を流れるあらゆるエネルギーの根源となります。地に足がつき、行動力がわき、身体の底から元気が出てくるエネルギースポットでもあります。

ムーラバンダの「バンダ」とは、「保持する」「固定する」「つかまえる」という意味で、意識を自分の内側に向けて、意図的にエネルギーをコントロールする訓練です。

人生における成功はすべて、意識的なエネルギーの操作（獲得、蓄積、解放）ですから、とくにこの領域でプラーナの調整ができるようになることは、3次元での願望、物質的な願いを叶えるのに効果的です。

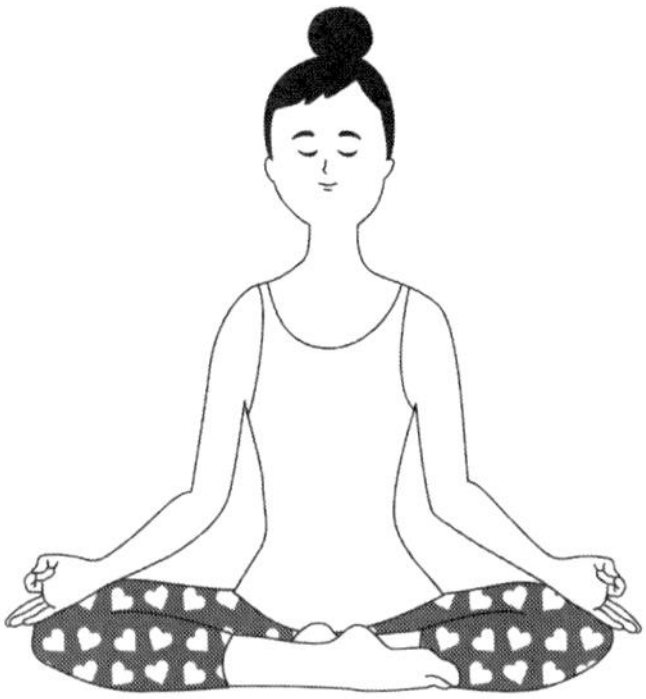

①足を組んで座ります。
②踵をできるだけ足のつけ根に引きつけます。
③目を閉じ、息を吸いながら徐々に肛門括約筋を収縮させます（直腸を腹部に引き上げるイメージで筋肉を収縮させます）。
④息を止めて収縮させた状態を10秒間保ちます。
⑤ゆっくりと息を吐きながら、筋肉をゆるめて解放します。
⑥これを5〜10ラウンド繰り返します。
※息を止める時間は無理のない短めの長さから始めて、少しずつ延ばします。

上級

チャクラを使った瞑想法
愛のエネルギー循環瞑想

【スシュムナー管を通す準備体操】

（※スシュムナー管＝背骨の中心に位置し、会陰部から頭頂に達しているエネルギーの通り道）

①上体を前後左右に倒したり、ねじったりして背中全体をほぐします。

②お尻歩き（前進・後退）で尾骶骨・骨盤をほぐします（前10歩・後10歩×3セット）。

③ひじを直角に曲げて両腕を上げ、身体を左右に回転させて背骨をほぐします。

④片手の握りこぶしを額にあてて頭を横八の字に動かし、首から後頭部をほぐします。

①ゆっくりと深く鼻から息を吸いながらプラーナを引き入れて第二チャクラ（スワディスターナ）に愛のエネルギーを集めます。

②次に、ゆっくりと深く鼻から息を吐きながら集まった愛のエネルギーを意識で誘導して、第1チャクラ（ムーラダーラ）に降ろします。

③再び、ゆっくりと深く鼻から息を吸いながらスシュムナー管に沿って愛のエネル

ギーを頭部まで上げます。

④愛のエネルギーが第7チャクラ（サハスラーラ）に達したら、鼻から息を吐きながら、第6チャクラ（アジュナ）を通って上あごまで降ろし、上あごから舌を通って第5チャクラ（ヴィシュダ）に入り、第4チャクラ（アナハタ）、第3チャクラ（マニプラ）、第2チャクラ（スワディスターナ）を通って、第1チャクラ（ムーラダーラ）に戻ります。

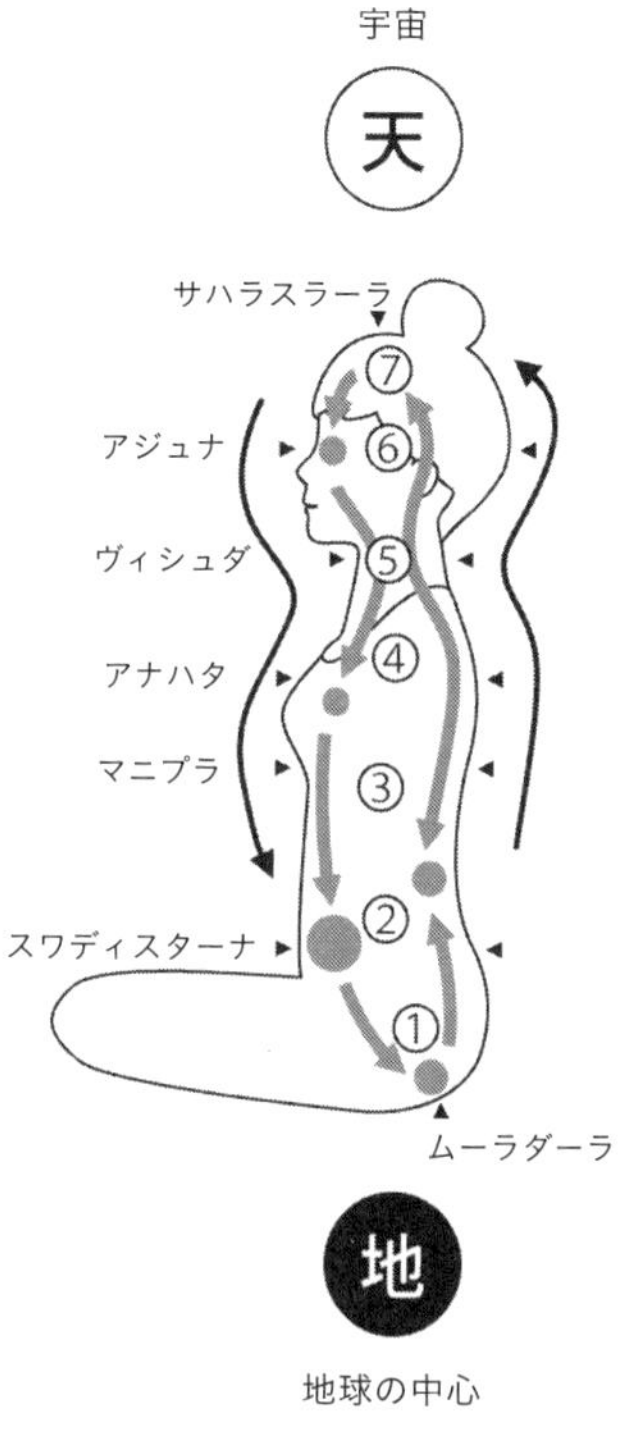

☆目安としては、スシュムナー管を通過するまでに50秒前後（吸う）、第7チャクラ（サハスラーラ）から第1チャクラ（ムーラダーラ）に戻るのに5秒前後（吐く）、1周するのに約1分かけて行います。
無理なく行える長さに各自調整してください。

Column 3

ヨガで愛のホルモン「オキシトシン」を増やして、愛し愛される私になる！

身に危険が迫ったり心理的に追いつめられたりすると、私たちの身体にはストレス反応が起きます。これは敵から身を守るために進化の過程で備わった「闘争・逃走反応」という本能的な防御システムです。みなさんが、ストレスと呼んでいるものの正体は、この「闘争・逃走反応」による心身の緊張状態なのです。

私たちはストレスの原因（ストレッサー）に直面すると、脳内の視床下部が刺激されて下垂体が反応し、副腎からコルチゾールやノルアドレナリンというストレスホルモンが分泌されます。また、敵と戦ったり、敵から逃げるためには瞬発的な力が必要ですから、交感神経の活動レベルが高まって呼吸は浅く速くなり、筋肉は緊張した状態になります。

これはもちろん私たちの身体と心を守るための仕組みなのですが、ストレス状態が長期化したり、いくつものストレスが重なると、逆に心身に深刻なダメージを与えます。キラーストレスといって、場合によってはストレスが原因で死につながることさえあります。

ヨガを実践するとストレスホルモンの分泌と交感神経の活性化が抑えられ、心身の健康を取り戻せることが医学的にも証明されています。また、ヨガをさせたグループとさせないグループを比較した医学研究では、ヨガの前後で血中のオキシトシン濃度が約3倍も上昇するという結果が出ています。

他者への優しさがオキシトシンを増やす！

オキシトシンは、別名「愛のホルモン」と呼ばれています。それは、誰かを愛したり、人に優しくしたり、相手を思いやるとオキシトシンが分泌されるからです。

オキシトシン分泌の遺伝子は誰でも持っています。しかし、昔から「三つ子の魂百まで」と言われるように、特に3歳までの幼少期に愛情に恵まれなかったり、過度なストレスを受けていたりすると、オキシトシン遺伝子がうまく働かなくなってしまいます。

もし幼いお子さんがいる場合は、親バカと言われようが何であろうが、3歳までは徹底的に可愛がってたっぷりと愛情を注ぎ、ぜひオキシトシン体質に育ててあげてください。

では、幼少期に愛情に恵まれなかったり、過度なストレスを受けてしまった場合はどうしたらよいのでしょう？

安心してください。ライフスタイルや生活環境を変えることで、後天的にオキシトシン体質になることは十分に可能です。生まれ持ったDNAの配列を変えることはできませんが、遺伝子スイッチのオン／オフを後天的に変えることができるからです。

オキシトシン研究の第一人者である高橋 徳 先生（医学博士、米国ウィスコンシン医科大学教授）は、オキシトシンを分泌させるポイントは、①人との交流と、②五感に心地よい刺激を与えることのふたつを挙げています。

この①こそが、他の脳内ホルモンとオキシトシンが決定的に違う点といえます。

やる気ホルモンのドーパミンや幸せホルモンのセロトニンが自分のために出るのに対して、オキシトシンは自分だけではなく相手にも影響します。優しくした自分だけでなく、優しくされた相手もオキシトシンが増えるのです。なんて素晴らしい仕組みなのでしょう！　まさに神様からのプレゼントですね。

②は、もちろんヨガです。愛されヨガで、優しく、気持ちよく自分をゆるめて、ぜひオキシトシン・リッチな愛にあふれたあなたになってくださいね。

Column 4

オキシトシン・リッチになる生活習慣

1. 五感に心地よい刺激を与える

①好きなものを食べる（味覚）
②好きな音楽を聴く（聴覚）
③好きなアロマの香りを嗅ぐ（嗅覚）
―― ①〜③は、「好きな」というところが大切です。好きでもないのに、身体にいいから、流行っているから、せっかくもらったからといった理由はNG。

④ふくらはぎマッサージ（触覚）―― P161をご覧ください。

⑤朝陽を浴びながらウォーキング（視覚＋α）―― リズミカルに歩くことでセロトニンの分泌が促されます。一方、オキシトシンは「気持ちイイぃ〜っ」と感じることが大切です。

⑥いつでもどこでも腹式呼吸 ―― P145の呼吸法をご覧ください。

2. 人との交流

①**相手を思いやる**（日常のあらゆる行為を利他的に行うことです）

②**相手と触れ合う**（見つめあう、ハグ、キス、社交ダンスする、マッサージ、タッピング、セックスなど。形式的になってしまうとオキシトシン効果はありません。心を込めて、好きな相手と、が大前提）

③**一緒に映画を観る**（何か特別な体験を共有する）

④**あいさつする**（笑顔で気持ちよくあいさつする）

⑤**感謝する**（身の回りの人や出来事に心から感謝する）

⑥**スポーツ観戦**（好きな選手やチームを応援する）

⑦**お参りする**（宗教施設はオキシトシンの分泌を促す条件が整っていますが、自分のことばかりのご利益信仰では効果はありません）

Column 5

オキシトシンを増やしてモテ力《りょく》アップ
ふくらはぎマッサージ（小顔効果×オキシトシン・リッチ）

マッサージによる刺激で脳から愛のホルモン「オキシトシン」を出すことは、自律神経の働きを交感神経中心の状態から副交感神経中心の状態へとシフトさせ、ストレスホルモンの過剰分泌やストレス反応を抑えます。

最もおススメなのは、ふくらはぎのマッサージ。「第二の心臓」といわれるふくらはぎの筋肉は太く、たくさんの神経が集まっています。ふくらはぎの筋肉をやわらかくなるまで揉み込むことで、オキシトシン・リッチ効果に加え、スピーディに老廃物も取り除かれ、短時間で顔のむくみがとれます。美しいフェイスラインも同時に実現できる、ダブルでお得なマッサージです。

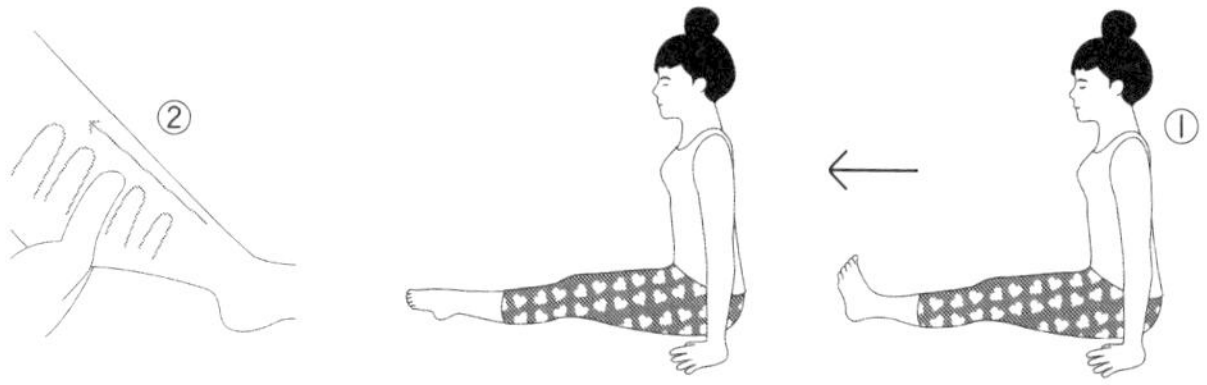

① 足首の曲げ伸ばしを行う。

・床に腰を降ろし、足をまっすぐ伸ばす。
・息を吸いながらつま先を起こしてふくらはぎを伸ばす。
・ゆっくり息を吐きながらつま先を床に向かって倒し、足の甲を伸ばす。10ラウンド繰り返す。

② ふくはぎマッサージを行う。

・片方の足のひざを曲げ、ふくらはぎの内側が上を向くように足先を手前に引き寄せる。
・手の親指で内くるぶしからひざに向かって、ふくらはぎの内側の筋肉と骨の際を、ゆっくりと押していく。これを両足それぞれ3回ずつ繰り返す。
・次にふくらはぎの中央部分を同じように両足それぞれ3回ずつ繰り返す。さらにふくらはぎの外側部分を同じように両足それぞれ3回ずつ繰り返す。

※副交感神経は軽～い刺激に反応します。一般的な筋肉の疲れをとるマッサージのように、強く刺激しすぎないように注意しましょう。

愛し愛される「慈愛の瞑想」

ヨガの修行体系である8つのステップにもありますが、ヨガの目的は瞑想です。神様（宇宙、潜在意識）と一体になり、至福の境地に至ることです。瞑想にもさまざまな種類があり、どれをやってていいやらと思う方もいるかもしれませんが、慈愛の気持ちを育てる瞑想は、パートナーを望む人から、独身を謳歌したい人まで、オールマイティに、愛と感謝にあふれる下地づくりになります。自分から始め、最終的に生きとし生けるもの、地球、宇宙にまで祈りを拡大します。他者に祈りを捧げることは、愛のホルモンであるオキシトシンの分泌もうながしてくれます。

次の順番で、心を込めて自分と相手の幸せを祈ります。

自分自身↓身近な親しい人（家族、恋人、友人、etc.）↓自分の周りの人（スーパーのレジ係、コンビニの店員、駅ですれ違った人、etc.）↓自分が嫌いな人、自分を嫌っている人、疎遠にしている人↓すべての人々（人類）↓最終的に、生きとし生けるもの、地球、宇宙にまで祈りを拡大。

直接誰かに会って親切な行為をしなくてもOK。毎日実践して他人を思いやる感情を育んでいると、利己的だった脳の神経回路が利他的なものに書き換えられます。

慈愛の瞑想「愛されヨガ」バージョン

私は幸せでありますように
私は健やかでありますように
私に繁栄がもたらされますように
私は苦しみを克服できますように（1〜3回）

私の親しい人々が幸せでありますように
私の親しい人々が健やかでありますように

私の親しい人々に繁栄がもたらされますように
私の親しい人々が苦しみを克服できますように（1〜3回）

私の周りの人々が幸せでありますように
私の周りの人々が健やかでありますように
私の周りの人々に繁栄がもたらされますように
私の周りの人々が苦しみを克服できますように（1〜3回）

私の嫌いな人々も幸せでありますように
私の嫌いな人々も健やかでありますように
私の嫌いな人々にも繁栄がもたらされますように
私の嫌いな人々も苦しみを克服できますように（1〜3回）

私を嫌っている人々も幸せでありますように
私を嫌っている人々も健やかでありますように

私を嫌っている人々にも繁栄がもたらされますように
私を嫌っている人々も苦しみを克服できますように（1～3回）

すべての人々が幸せでありますように
すべての人々が健やかでありますように
すべての人々に繁栄がもたらされますように
すべての人々が苦しみを克服できますように（1～3回）

忙しくて時間がないときは「私」と「すべての人々」のパートだけでもOK。
より長い時間行いたいときは各パートを3回ずつ唱えましょう。

Special Contents

スペシャルふろく

その2

ビューティープログラム

やっぱり気になる見た目の美しさを整えるヨガ&女性の健康の要である婦人科系の不調を整えるヨガを厳選

① 輪郭&バストアップ

【広頸《こうけい》筋刺激エクササイズ】　効果…二重あご撃退×バストアップ

あごから胸にかけて、薄く伸びている広頸筋（プラティスマ）。この広頸筋のゆるみが、「あごのたるみ」「胸のたるみ」の原因です。

広頸筋を刺激することで、フェイスラインをキュッと引き締めながらバストアップ。すっきりしたフェイスラインと上向きの愛らしい美乳を同時に手に入れましょう！

Exercise 1

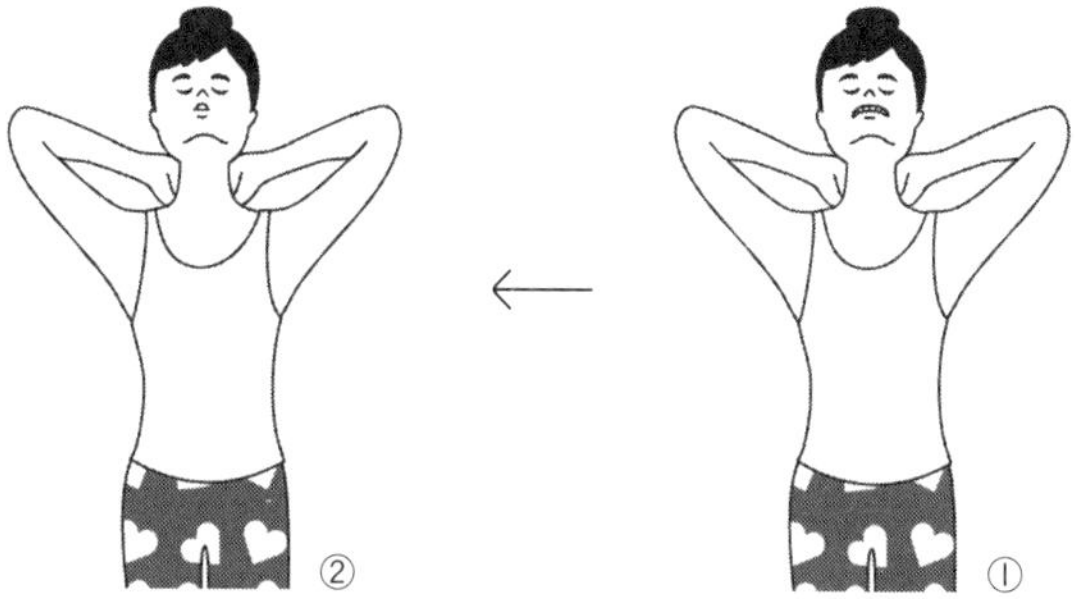

①両手を首の後ろに当てて、ゆっくりとあごを上に向けて、首の前面を伸ばします。口を「いーっ」のカタチにして、ゆっくりと鼻から息を吸います。

②そのままの姿勢で、口を「うーっ」のカタチにして、ゆっくりと口から息を吐きます。

② 肩＆二の腕

【肩甲骨刺激エクササイズ】　効果：猫背撃退×二の腕引き締め

内側に入りがちな肩を正しい位置に戻し、背中を引き締めます。肩の位置が変わるだけで、驚くほど姿勢がよくなり、見た目年齢も大きく変化。肩甲骨を意識して動かすことで、猫背気味になった姿勢を元に戻します。二の腕の引き締めにも効果バツグン！

Exercise 2

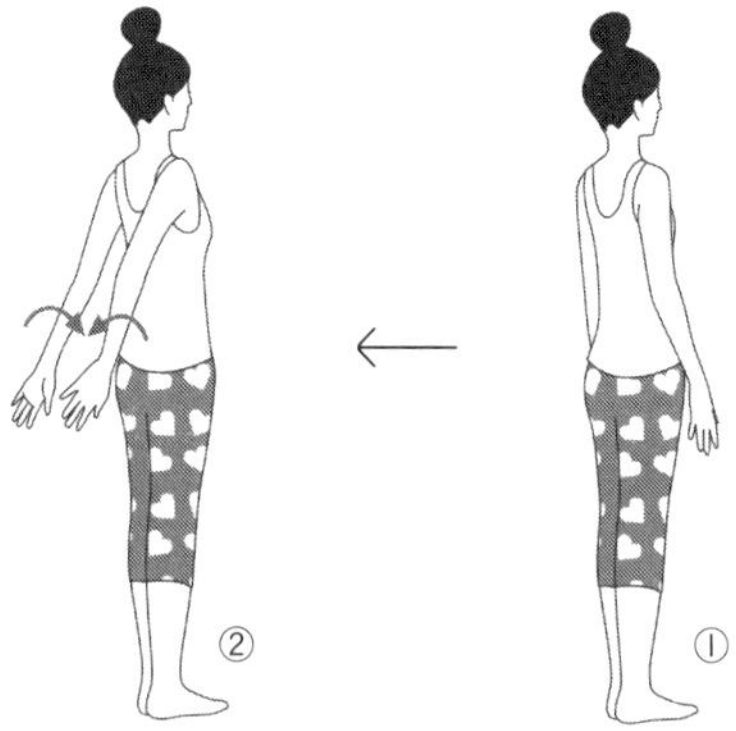

①両手をまっすぐに下ろして立ちます。

②息を吸いながら両腕を斜め後ろへ上げ、そのままキープ。次に息を吐きながら内側にゆっくりとねじり、両手の小指を下に向けます。左右の肩甲骨を意識して引き寄せます。肘は曲げないように注意しましょう。息を吸いながら腕のねじりを戻します。両腕を斜め後ろに上げた状態で、腕をねじる（吐く）、戻す（吸う）を10回繰り返します。

10回目を吸って腕のねじりを戻したら、息を吐きながらゆっくりと両腕を下ろして脱力します。

③ 美尻＆美脚

【O脚矯正エクササイズ】　効果…下肢アライメントの歪み解消×美尻・美脚

お尻や脚の外旋筋群と内転筋のバランスを整えることで、すらっと伸びた美しい脚と理想のヒップラインを同時に手に入れることができます。股関節からアライメントを整えることで、脚が長く見えるだけでなく、実際に身長もアップします。

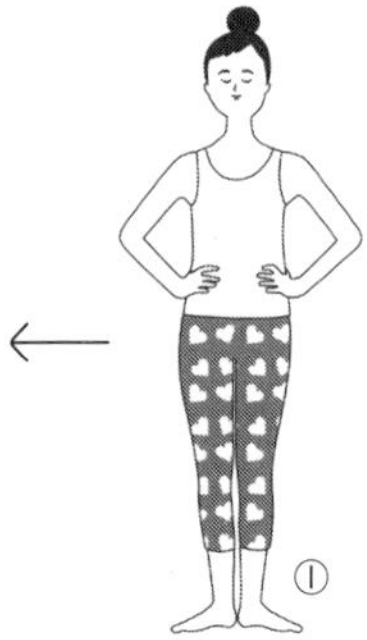

① まっすぐに立ち、腰に手を置いて身体を安定させ、つま先を開きます（片脚30～45度ずつ）。ひざと足先を同じ方向に向けましょう。

Exercise 3

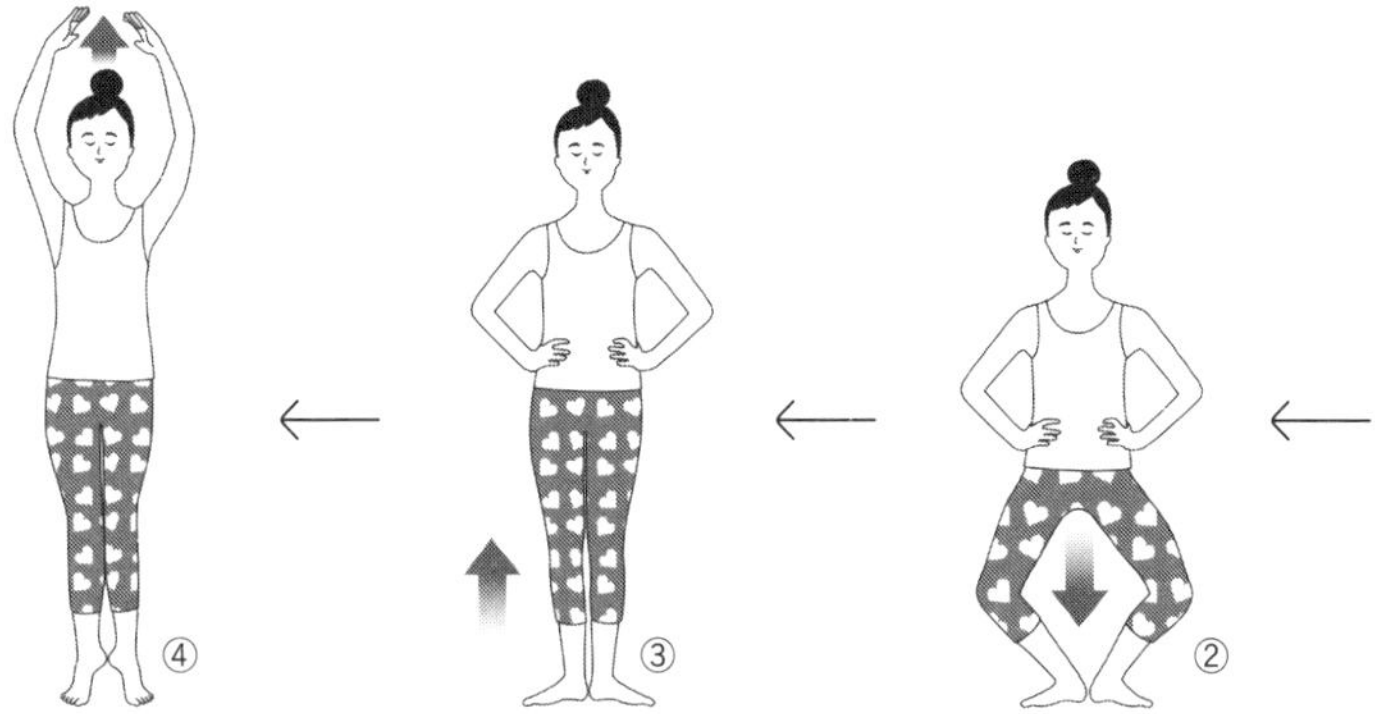

②上体の姿勢をまっすぐに保ったまま、息を吐きながら腰を落としてひざを曲げます。骨盤が傾かないように意識しましょう。

③息を吸いながらゆっくりとひざを伸ばしていきます。意識してお尻を締め、太ももとひざを寄せるように行います。

④そのまま、ゆっくりとつま先立ちになります。両踵が離れないように意識しながら、お尻の力で両ひざを寄せるように行いましょう。呼吸と連動させながら5セット行います。つま先立ちは、腰に手を当てたままで行ってもかまいません。余裕がある場合は両腕を上げて行うと効果倍増です。

婦人科系を整える

〈生殖器系の疾患について〉

生殖器系の組織は新たな生命を誕生させる神秘的な器官ですが、生殖器系の不調や病気の多くは、心と身体が相互に強く関係すること（＝心身相関）によって生じます。

私たちのライフスタイルや習慣、考え方や言動までもが生殖行動に影響します。たとえば、不安や恐れ、あるいはセックスに対する罪の意識といったマイナスの思いは、男女を問わず生殖器系の問題を引き起こす原因になります。

特に女性の場合は、日々のストレスをはじめ、潜在意識レベルのいろいろな欲求や抑圧された感情がさまざまな月経の問題として起こります。こうした心の中の目に見えない原因を意識化することで身体の症状は改善されます。

ヨガは、ボディ・マインド・スピリットすべてのレベルで健康を実現させてくれます。心のスピードをゆっくりにし、意識の奥に隠されてしまったハートの声を聞くことで、否定的な思いやマイナスの感情を健やかなプラスのエネルギーに変えることができるのです。ヨガで心が健やかになると肉体レベルの健康を損ねているさまざまな問題も取り除かれ、自然に身体も元気を取り戻していきます。愛されヨガをぜひ日課で行ってくださいね。

〈月経異常〉

旧暦のひと月である約29日周期で地球の周りを回る月のリズムは、女性の生理のリズムでもあります。月経とは、子宮の内側を覆っている膜（子宮内膜）が一定の周期ではがれ落ちて、血液とともに排出される現象ですが、卵巣の働きによって起こる生理を「月経」と呼ぶのは、月のリズムと同じ28日から29日の周期で生理現象が起きるためです。

月経が起こる仕組みには、直接的には卵巣から分泌される女性ホルモンであるエストロゲン（卵胞ホルモン）とプロゲステロン（黄体ホルモン）が関わっています。しかし、卵巣が働くためには、脳の視床下部と下垂体前葉から分泌されるホルモンの命令・刺激が不可欠です。

女性の月経サイクルは、脳内の視床下部からの指令に従って変化します。この繊細で複雑なホルモンの仕組みは「フィードバック機構」と呼ばれていて、あるホルモンの分泌量は他のホルモンの分泌量で決定されています。性ホルモンの分泌量は、1ヶ月を通して常に変化するため女性の身体にも変化が生じてきます。特に女性の場合、満月と新月の日にホルモンの分泌が増えると言われています。

私たちが健康で身体の調子もよく、心も穏やかであれば、性ホルモンの変化は規則正しくなります。しかし、感情的な混乱はフィードバック機構の働きを阻害しますので、その結果、月経異常が生じることになります。

程度の差はありますが、ほとんどの女性は、月経期間中に痛みなどの不快さを感じたことがあるでしょう。月経異常は特に若い女性に多く見られ、人によっては痛みの症状がひどく、吐き気を生じる場合もあります。

ヨガで上手にストレスを減らすとホルモンの分泌が正常になり、月経による痛みや不快感が軽減されたり、まったく感じなくなることもあります。月経中はゆるめるポーズやゆるやかな呼吸法を中心に行って、無理をしないようにしましょう。

〈無月経、月経不順〉

ホルモン異常によるひどい出血や、不規則に何回も出血する症状は機能性出血と呼ばれます。西洋医学的なホルモン療法の場合、深刻な副作用を引き起こすことがありますが、ヨガでは自然な形でホルモンのバランスを再び取り戻すことができます。

スポーツ選手の過剰な練習や不自然なダイエットなど、無月経は肉体的な原因で生じることもありますが、ほとんどのケースは心の状態や環境が原因になっていると考えられます。

視床下部の働きは大脳皮質の感情を司る部分と直接関係しているため、視床下部がうまく機能しなくなると、月経のサイクルに異常が生じることになります。激しい不安や緊張、突然の環境変化などが視床下部の働きに影響して無月経を引き起こすのです。

ヨガをすると、抑圧されている感情が解放されてストレスが減り、感情面が安定してきます。ここでお伝えする「三角のポーズ」や「蝶のポーズ」などを行うことで、骨盤部分の血行がよくなると、月経を再開するようにとの指令が脳に伝えられます。

ヨガによる深いリラクゼーション効果で心が健やかになり、体重が正常な範囲に収まって健康状態がよくなるにつれ、正常な月経周期を阻害している原因が取り除かれていきます。

〈月経前症候群（PMS）〉

月経の前になると気持ちが乱れる、体調を崩すという女性は少なくありません。こうした症状は、月経が始まる前に生じるホルモンの変化によるものであり、「月経前症候群（premenstrual syndrome）」と呼ばれています。

ストレスはホルモンの分泌に大きな影響を与えるため、こうした不調は、ストレスによってさらに悪化します。時には月経になる10日も前から気分が落ち込み、不安やイライラが募って人間関係を壊してしまったりするケースもあります。

ヨガではこうした心の不安定さは、もともと心の状態が乱れているためであると考えます。心が不健全な状態にあると、強力なマイナスのエネルギーが身体に悪影響を及ぼし、多くの病状が現れてくるのです。

月経異常や月経前症候群（PMS）に効果のあるヨガ・プログラム

エネルギーの乱れを整えるために、1ヶ月を通して次の体操と呼吸法を習得しましょう（なお、月経の1週間ほど前からは、「ヨーガ・ニドラー」という瞑想法を加えるとより効果的。前作『引き寄せヨガ』（P82）をお持ちの方はためしてみてください）。1日3回、1回につき15分程度行うのがベストですが、夜寝る前に行うだけでも、十分に効果を得られるでしょう。

【体操】三角のポーズ、フル・バタフライ、蝶のポーズ
【呼吸法】ナーディ・ショーダン（P１４６を参照）
【瞑想】ヨーガ・ニドラー（前作『引き寄せヨガ』P82を参照）

※月経中は、「ナーディ・ショーダン」「ヨーガ・ニドラー」のみを行いましょう。

Pose 1
三角のポーズ

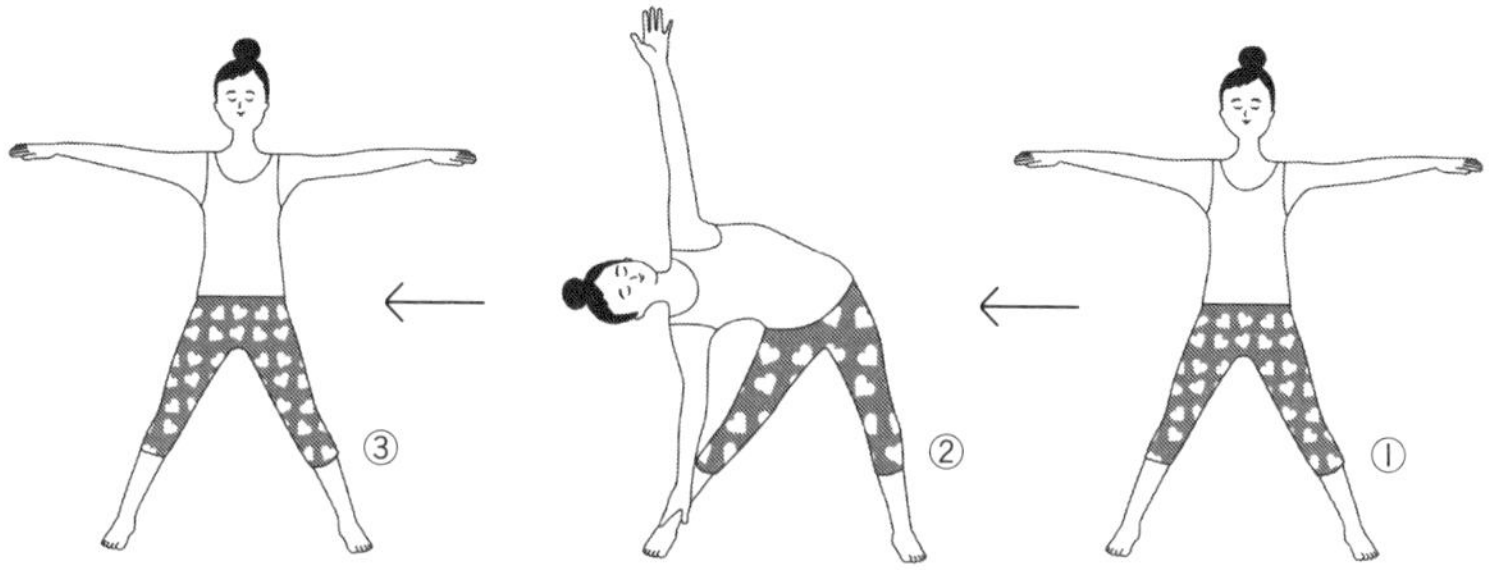

①両足を大きく広げて立ち、鼻で息を吸いながら両腕を肩の高さまで上げます。

②次に、息を吐きながらゆっくりと右手を右足首（右ひざ）まで下ろし、顔は左手指先に向け、この姿勢で鼻で5呼吸します。

③5回目の息を吐いたら息を吸いながら上体と両腕を元の位置まで戻します。

※息を吐きながら両腕を下ろし、続いて反対の動きを同じ要領で行ってからお休みします。

Pose 2

フル・バタフライ

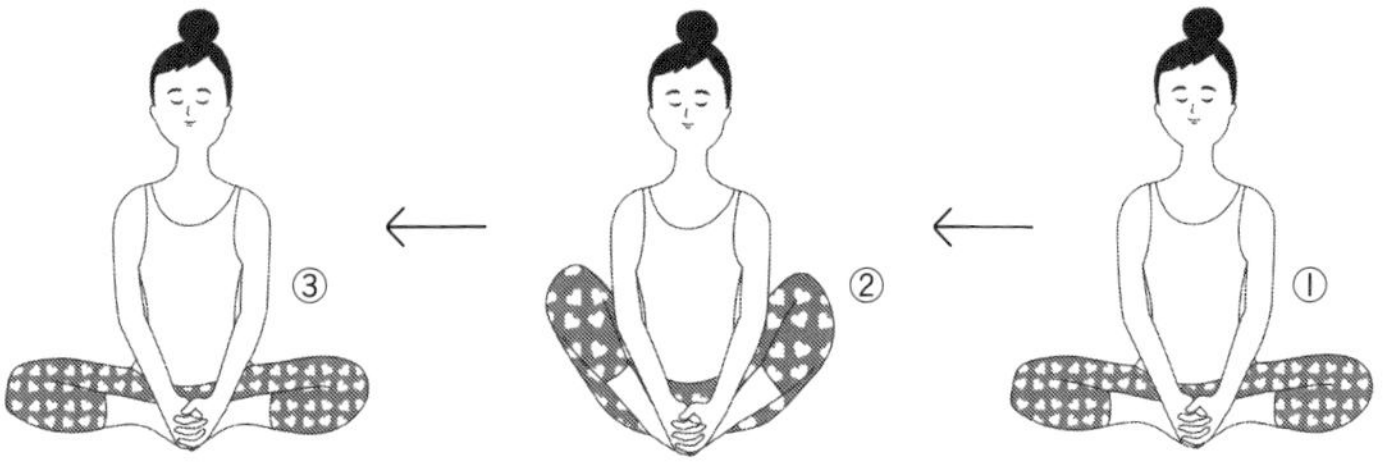

①背筋を伸ばして床に座り、両足の裏を合わせ、両手でつま先をにぎって両踵をできるだけ足のつけ根に引き寄せます。

②息を吸いながら両ひざを引き上げます。

③次に、息を吐きながら両ひざを下げ床に押しつけます。

呼吸と連動させながら両ひざを上下に3～5ラウンド上げ下げしてからお休みします。続けて、蝶のポーズを行います。

Pose 3
蝶のポーズ

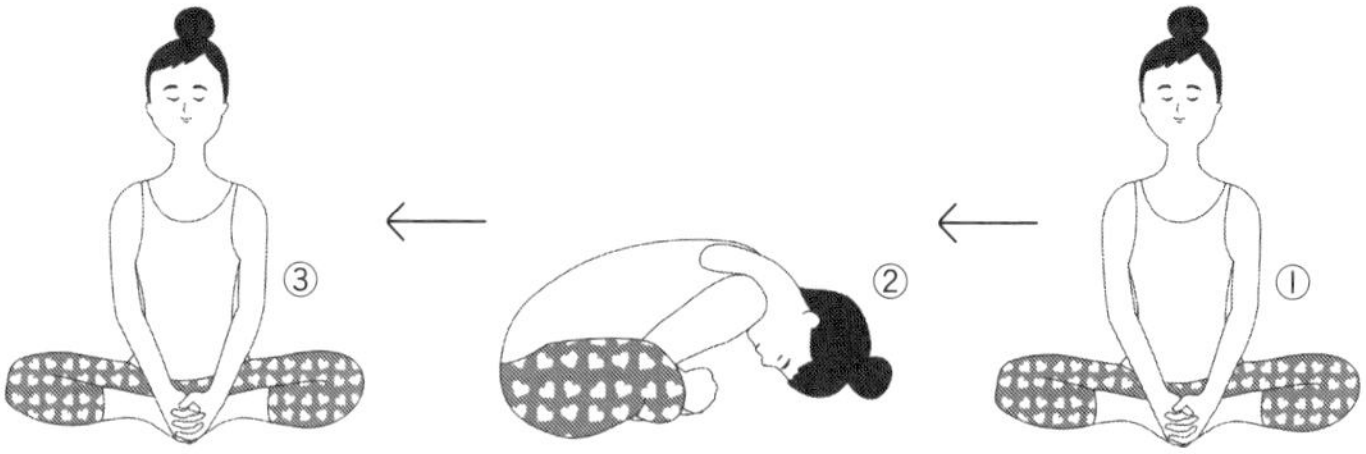

①背筋を伸ばして床に座り、両足の裏を合わせ、両手でつま先をにぎって両踵を足のつけ根に引き寄せます。

②次に、鼻から息を吐きながら上体を前に倒して額を床に近づけます。このとき、背筋は伸ばしたままで身体を前に倒していくようにしましょう。これ以上下がらないところまで額を下げたら、そこで姿勢を保って鼻で5呼吸します。両脚のももの内側がよく伸ばされているのを感じながら行います。

③5回目の息を吐いたら、息を吸いながらゆっくり上体を元の位置まで起こします。床に楽に座ったまま自然呼吸でお休みします。

この動きを3ラウンド繰り返します。

おわりに

私たちは、今年の8月で結婚20周年を迎えます。

公私にわたって、山あり、谷あり、悲喜こもごもの体験をしながら、
手に手を取り合ってともに人生の旅路を歩いて来ました。

いまふり返ると、そのすべてが味わい深く、
良いことも悪いことも結果的に私たちを大きく成長させ、
生きることと愛することの本当の意味を教えてくれました。

私は、何があってもパートナーを無条件で愛しているし、

彼の中にある神聖さを誰よりも信じています。

私はここに居て、いつでも彼と共にあり、
二人の〝いま〟を祝福しています。

旅の途中、私は、ときに宇宙《そら》に耀《かがや》く星となって彼を導き、
ときに砂漠のオアシスとなって彼の渇きを癒し、
また、ときに木陰となって静かな深い愛と慈しみの心で
彼を包んであげたいと願っています。

あなたのソウルパートナーは、
いますぐそこで、あなたとの出逢いを待っています。
必要なのは、あなたが、ありのままの自分を愛すること、
愛に目覚めて魂を輝かせることです。

まずは「愛されヨガ」で身体をゆるめて深くリラックスし、
ありのままの自分を抱きしめてあげてください。
すると、愛《いと》おしい自分を慈しむ気持ち、
無条件の愛が溢れ出てきます。

自分の本当の姿が〝愛〟そのものであることを、
身体とハートを通して気づきましょう。

人生は神様との共同創造作業です。
すべての人は神様の美しい創造物であり、
誰もが愛される価値のある、唯一無二の尊い存在です。

あなたの中の女神を目覚めさせ、
人生の舞台で思いきり美しく輝かせてあげてください。
そして、あなたは聖なる存在となって、

相手の中の神様を目覚めさせるのです。

ソウルパートナーとの出逢いは、
喜びに満ちあふれた魂と魂のマリアージュ。
あなたの人生が奇跡のように輝きはじめます。

あなたは相手の一部、相手はあなたの一部となって、
二つの魂が寄り添いながら、
二人の壮大な物語がはじまります。
そして、魂のエンドレスストーリーは続いていくのです。
いつの日か、ふたつの魂がひとつの〝愛〟そのものになる、
そのときまで。

このたび、私たちの結婚20周年を記念して、
『引き寄せヨガ』の続編である本書を、
出版していただくことになりました。

企画・編集の林美穂さん、東洋出版の秋元麻希さんには、
前作同様に大変お世話になり、心から感謝いたします。
愛というテーマで、前作とは一線を画す、
華やかな本にしたいというご要望に応えられていたら幸いです。

また、本書が、前作『引き寄せヨガ』をお読みくださり、
続編を心待ちにしていただいている多くの読者の皆さんに、
さらなる希望の光を与えるものと信じています。

最後に、大いなる神様、
偉大なヨガの智慧を残してくださった歴代の大師様方、

そしてヒマラヤの聖者で私たちのお師匠である大覚者、
故スワミヨーゲシヴァラナンダ様に
心からの敬意と感謝を捧げます。

2017年春、満月の夜に
オンブラ・マイ・フを聴きながら

愛と光と感謝を込めて
皇村 祐己子・皇村 昌季

著者紹介

皇《おう》村《むら》祐《ゆ》己《き》子《こ》

青山学院大学卒業。インド中央政府公認ヨガ・インストラクター、アカシック・リーダー。20代はじめよりヨガと瞑想をライフスタイルのベースにし、同時期にマーフィー博士の成功法則と出逢う。以降、30年にわたりヨガと瞑想、マーフィー理論の実践をつづけている。サトヴィックライフ・アカデミー代表。

皇《おう》村《むら》昌《まさ》季《き》

上智大学卒業。スワミ・ヴィヴェーカナンダ・ヨガ研究財団ヨガ・セラピスト養成コース修了。インド中央政府公認ヨガ・セラピスト&インストラクター。日本ヨーガ療法学会所属。現在、都内某医科大学の大学院医学研究科に在籍し医学研究者の立場からもヨガと瞑想について探求中である。サトヴィックライフ・アカデミー主席講師。

運命のパートナー《ソウルパートナー》を引《ひ》き寄《よ》せる

愛《あい》されヨガ

発行日　　2017年4月17日　第1刷　発行

著者　　皇村祐己子《おうむらゆきこ》、皇村昌季《おうむらまさき》

編集　　林 美穂

デザイン　　照元萌子（chanmone）

カバーイラスト　KINUE

中面イラスト　関根美有

写真　　清永 洋

発行者　　田辺修三

発行所　　東洋出版株式会社

〒112-0014　東京都文京区関口1-23-6

電話 03-5261-1004（代）

http://www.toyo-shuppan.com/

担当　　秋元麻希

印刷　　日本ハイコム株式会社（担当：宮前諭裕）

製本　　加藤製本株式会社

ISBN 978-4-8096-7870-7　C0095